書くだけで

発見・予防・改善！

さよなら認知症 文字トレ

書学博士
筆跡診断士
石﨑白龍 著

脳神経外科医
リコード法認定医
濵﨑清利 監修

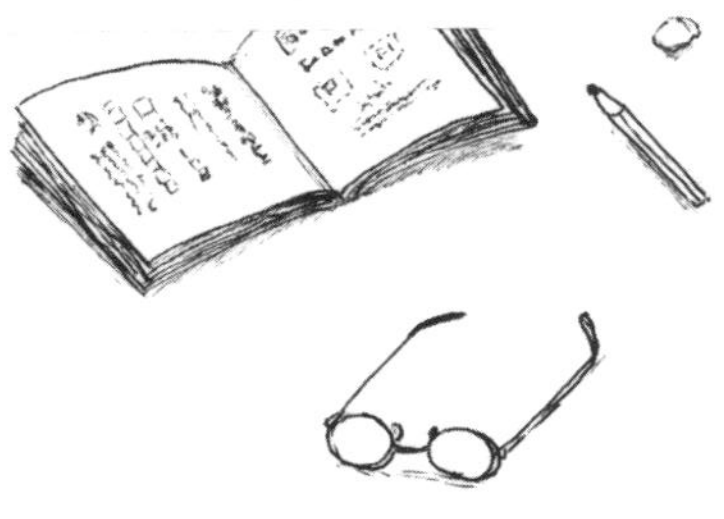

徳間書店

はじめに

文字を診れば認知症がわかる

最近、物忘れが激しくなってきた。もしかしたら認知症？

最近、母親がすぐにキレる。もしかしたら認知症？

もしかしたら……と自分や家族の異変に気づいても、認知症だなんて考えたくはないかたが、ほとんどだと思います。

でも、認知症は初期であればあるほど、進行を遅らせることができるといわれる病。認知症の種類によっては、治療によって改善も可能です。

つまりは、早期発見、早期治療が非常に大切なのです！

本書は、そんな「病院に行くほどではないと思うけど」「病院へ行くのは億劫《おっくう》」というかたがたのために生まれました。

「ポイントは「手書きの文字」。その人の書く文字を診れば、認知症かどうかわかるのです。

10万人以上の文字を診断するなかで

私は筆跡カウンセラー（筆跡診断士）として20年以上活動してきました。

書くだけで

発見・予防・改善！

さよなら認知症文字トレ

書学博士
筆跡診断士 石﨑白龍 著

脳神経外科医
リコード法認定医 濵﨑清利 監修

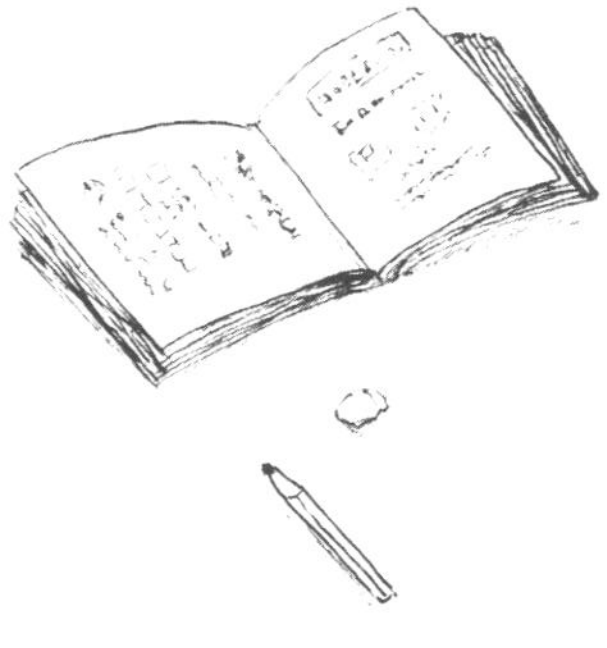

徳間書店

文字からそのかたの性格や心理状態を分析する筆跡診断は行動心理学の一つで、欧米ではグラフォロジー（筆跡心理学）といい、大学のカリキュラムにもなっています。

書道の師範でもある私は書道教室を通じ、これまで10万人以上の生徒さんの文字を診るなかで研究を深めてきました。そのなかでも、子どもの文字から心理状態を読み解き、不登校やいじめといった問題に取り組んできました。

さらに、地域の生涯学習センターで「文字から心の健康を診断する」というテーマの授業をするなかで、文字による認知症の発見・予防・改善にも取り組むようになりました。

文字トレが生まれたきっかけ

たとえば、「口」という文字を書いてもらうと、下が閉じていないかたには、高い確率で二つの共通項があります。

一つは、年齢が60歳以上であること。もう一つは「最近、物忘れがひどくなって困る」と訴えていることです。

病院で一度診てもらうことを勧めると、半数以上のかたがたが「行きたくない」と言いますが、残り半数の病院に行かれたかたのほとんどは、初期の認知症だと診断されました。

そのような事象をきっかけに、初期の認知症だと診断されたかたがたに、本書の「文字トレ」を、半年から1年の期間をかけて取り組んでいただきました。

すると、以前と比べて物忘れが気にならなくなったという報告を、数多く受けるようになったのです。

筆跡診断のプロ×脳外科医による文字トレ

日本はもうすぐ国民の3人に1人が65歳以上になるという超高齢社会です。認知症は、本人にとっても家族にとっても辛いものです。避けられるならば誰もが避けたいはずです。

そこで私は、「認知症用文字トレ」をよりわかりやすく、説得力にあふれるものにブラッシュアップしようと考えるようになりました。

そんな折に出会ったのが、脳外科医の濱﨑清利《はまさききよとし》先生でした。「認知症用文字トレ」がより多くのかたがたに役立つよう、医学的見地から監修していただけるようにお願いしたところ、快諾してくださいました。

本書に収録された濱﨑先生との対談では、「なぜ文字を書くことが認知症に効果的なのか」ということについて、科学的かつわかりやすく説いてくださっています。ご一読していただき、理解したうえで試されてみてください。

心身ともに健やかな毎日を送るために

本書は、「認知症を発見する」「認知症を予防する」「認知症を改善する」という3つのコンセプトを掲げています。

1日にたった15分、集中して文字を丁寧《ていねい》に書くという「文字トレ」を行うだけで、脳が活性化されて、結果、認知症を遠ざけることができるのです。まずは、だまされたと思って実践してみてください。

ご自宅で自分自身のために、親御さんのために。あるいは病院や施設の中でも、ゲーム感覚で楽しみながら取り組めます。

みなさまが心身ともに健やかな毎日を送るために、この本を役立てていただければ幸いです。

石﨑白龍《いしざきはくりゅう》

目次

はじめに　2

第1章 さよなら認知症文字トレ対談①
石﨑白龍×濵﨑清利
なぜ文字を書くことが脳にいいのか　9

第2章 さよなら認知症文字トレ診断
認知症を発見・予防・改善するために　17

認知症文字トレ診断① 口　19
認知症文字トレ診断② 中　23
認知症文字トレ診断③ 目　27

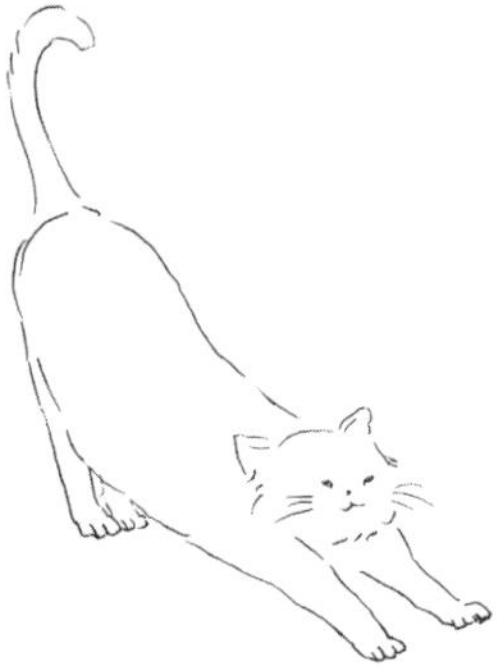

認知症文字トレ診断④ 真 31
認知症文字トレ診断⑤ 見 35
認知症文字トレ診断⑥ 田 39
認知症文字トレ診断⑦ 重 43
認知症文字トレ診断⑧ 様 47
認知症文字トレ診断⑨ 横 51
認知症文字トレ診断⑩ 豊 55
認知症文字トレ診断⑪ 誠 59
認知症文字トレ診断⑫ 腸 63
認知症文字トレ診断⑬ 筆 67
認知症文字トレ診断⑭ 島 71
認知症文字トレ診断⑮ 観 75

認知症の文字トレ診断結果 79

第3章 さよなら認知症文字トレ 理論&実践 81

記憶障害について 82
記憶障害用文字トレ 84
見当識障害について 86
見当識障害用文字トレ 88
実行機能障害について 90
実行機能障害用文字トレ 92
理解・判断力の低下について 94
理解・判断力の低下用文字トレ 96
失認・失語・失行について 98
失認・失語・失行用文字トレ 102
ドクター濱崎の解説
さよなら認知症文字トレ練習用マス目 104

第4章 さよなら認知症文字トレ 対談② 105

石崎白龍×濱崎清利
快適なシニアライフを文字トレで

さよなら認知症文字トレ

対談①

石崎白龍×濵崎清利

なぜ文字を書くことが脳にいいのか

第1章

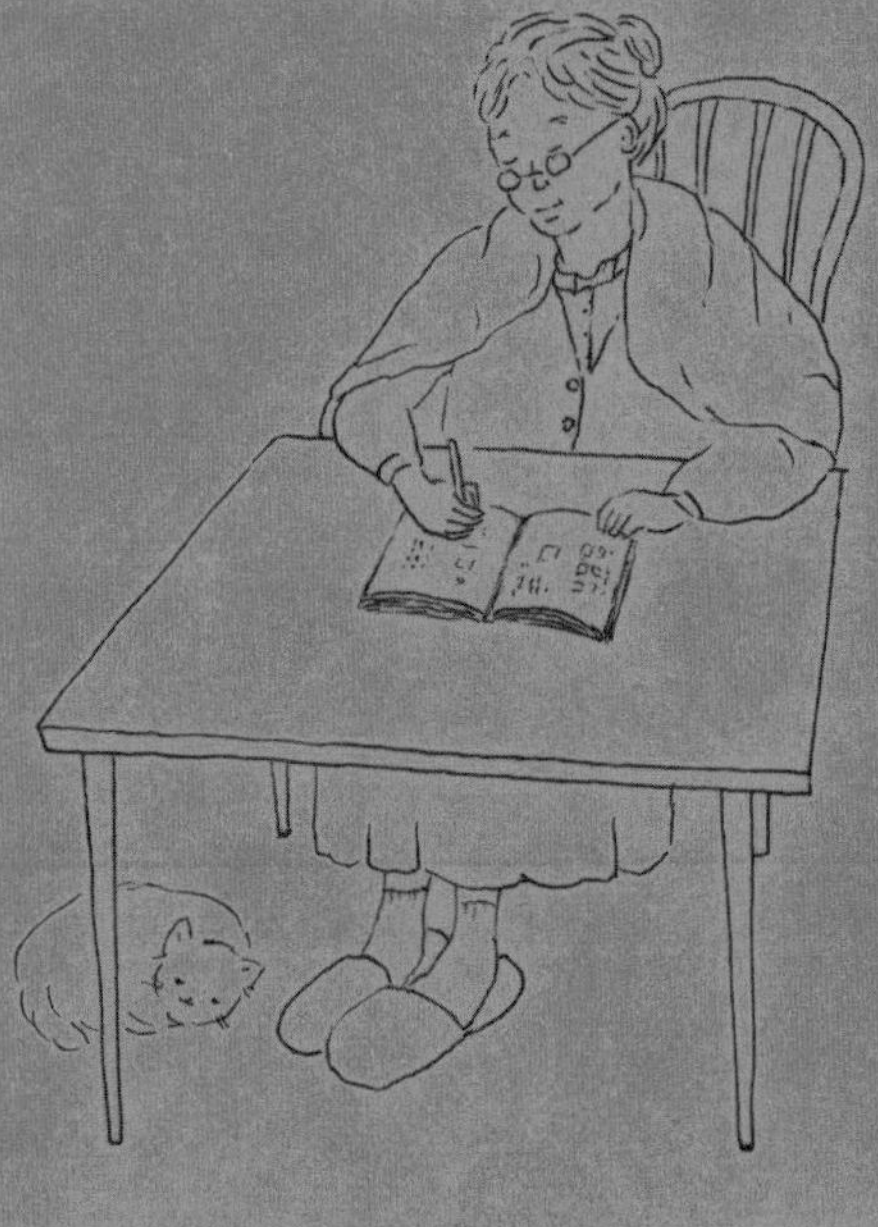

なぜ文字を書くことが脳にいいのか

石崎　私は約20年にわたり、筆跡カウンセラーとして「文字から心理状態を読み解く」研究を行ってきました。

最初に注目したのが子どもの文字でした。のべ2万人を超える子どもたちの文字を診るなかで、文字の特徴に子どもの心理状態が現れることに気がつきました。さらに、8万人以上の大人を診るなかで、「文字に認知症のサインが現れている」ということを確信するようになりました。

そこで次第に医学的なエビデンスがほしい、もっと認知症対策の文字トレをブラッシュアップしたいと思うようになりました。そんな折に濵﨑先生との出会いがありました。

濵﨑　石﨑先生と初めてお会いしたのは、アンチエイジングをテーマに開催された講演会で、ともに登壇者としてご一緒したときでしたね。講演後に石﨑さんから、「ちょっとご相談したいことがあるのですが」と声をかけていただいたのがきっかけでした。

石﨑　講演会での濵﨑さんのお話を伺うなかで、濵﨑さんが脳神経外科医であるばかりか、とくに認知症の治療に力を注いでいらっしゃると知って、その瞬間、「ついに出会えた！」と運命を感じてしまいました（笑）。

濵﨑　ありがとうございます（笑）。私は私で、石﨑さんの活動に関心を寄せていました。

なぜならば、脳科学の分野でも、文字と脳の関係性についての研究がさかんに行われているからです。脳科学の世界におけるこれまでの研究で、脳の機能が低下すると文字に現れることがわかっています。

脳科学的にも、文字は認知機能低下のサインだと言えるのです。

認知症を正しく理解する

石崎　そもそも認知症というのは、脳のどのような状況によって発症するのでしょうか？

濵崎　脳血流の低下が原因の一つです。認知症は脳のどの部分の血流が悪くなっているかによって、「アルツハイマー型認知症」「レビー小体型認知症」「脳血管性認知症」「前頭側頭型認知症」などの疾患に分類されています。

石崎　認知症は遺伝的な要素が強いと聞きますが？

濵崎　いいえ、それは間違った認識です。遺伝的になりやすい体質というのはありますが、認知症は生活習慣が主な原因の一つです。乱れた食生活、睡眠不足、喫煙、お酒の飲み過ぎ、運動不足などにより、誰でも発症する可能性があります。

現在、日本における認知症患者数は約６０２万人ほどだと言われていますが、２０２５年には65歳以上の高齢者の５人に１人の７００万人が認知症になるといわれています。

石﨑　そんなにですか？　日本人の５人に１人が認知症に？

濵﨑　ええ。たとえばアメリカは人口でいえば日本の約３倍ですが、認知症の患者数は１１５０万人。日本は長寿大国であるとともに認知症大国なのです。認知症の典型的な症状には、物忘れなどの「記憶障害」、人や物が正しく認識できなくなる「失認」、今までできていたことができなくなる「失行」、人の名前や時間、季節などがわからなくなる「見当識《けんとうしき》障害」、「実行機能障害」や「判断力低下」などが挙げられます。

石﨑　知人のお母様は「私の財布を盗ったでしょう」と言い出すなど、金銭に対する執着が強くなってしまったそうです。

また、穏やかな性格だったのに、暴言を吐いたり、暴力を振るったりするようになったといったケースも聞きました。

濵﨑　「周辺症状」と言われる症状で、一概にはいえませんが、金銭に執着するかたは過去にお金で苦労された経験があると考えられます。

穏やかな性格だったのに、「バカヤロー」などと言いながらつかみかかってくるようになったというケースでは、認知症になる前は、怒りを理性で抑えていた、つまり、我慢していたということが考えられます。

石﨑　ご本人にとっても、家族にとっても切ないですね。

なぜ、文字トレが認知症にいいのか

石崎×濵崎 対談

濵崎　インフォーマルケアコスト（家族が負担する治療や介護にかかる経費）が家計を圧迫する、親が認知症になり介護離職をせざるをえなくなる働き盛りの人が増えるといった問題もありますが、もっとも深刻なのは、認知症の患者さんが差別を受けることです。「あの人は認知症だから」といって無視されたり、軽んじられたりするのは、人間の尊厳を尊重することに反します。

石崎　そうですね。「自分もいつなるかわからない」と、想像力をもって寄り添う必要があると私も強く思います。

濵崎　認知症は、突如として「記憶障害」や「失認」といった深刻な症状に陥るというわけではなく、個人差はありますが20年くらいかけて徐々に進行していきます。ですから、認知症かどうか、本人も周囲の人たちも気づかないことが多いのです。

石崎　そんな発見しづらい状況のなかで、書き文字は初期の認知症を見抜くことができます。つい先日も、会社員として現役で働いておられるかたの文字を見て、「物忘れが激しくないですか？」と聞いたら、「そうなんです！」と。そこで文字の改善指導をしたところ、日に日によくなられました。

濵﨑　素晴らしいですね。文字から認知症を早期発見できるということは、早期治療に通じます。

石﨑　先生は「認知症バイバイ体操」を発案されていますが、脳の血流を増やすためには、呼吸を整えながらゆっくりと行うことがポイントだと。文字を書くことと同じだなと思いました。

濵﨑　私は手書きで文字を書くことも運動のうちだと捉えています。指先を動かすことで脳に刺激を与え、血流をよくすることが期待できるのです。

石﨑　医学的に見て、文字を書くことで認知症を改善することは可能だといえますか？

濵﨑　文字を書くことで完全に認知症が治るというのは考えづらいです。そもそも、子どもの名前を思い出せないところまで症状が進行しているかたの多くは、文字を書く行為自体ができないことが多いですから。

ただし、初期の認知症であれば、文字トレをすることは、とても有効だと考えます。症状の現状維持、あるいは進行を遅らせることも可能だといえるでしょう。

まずはなによりも予防が大切

濵﨑　ここへきて、脳科学の世界では「リコード法」に注目が集まっています。アメリカのデール・ブレデセン博士らが提唱する「体の炎症を抑え、毒素を体外に出す」という脳機能を回復させるための新しい治療法で、これまで治らないといわれていた初期のアルツハイマー患者の9割以上が改善したという報告もあります。

石崎　医学の進歩は心強いですね。

濵崎　とはいえ認知症に限らず、病気は予防することがなによりも重要です。問題は、現代人がメールなどの便利なツールを手に入れたのと引き換えに、文字を書くことで脳を鍛えるという術《すべ》を失ってしまったことです。

石崎　近頃は年賀状もパソコンを使って印刷しますものね。ですが、たとえば、昨年父から届いた年賀状の文字は正常だったのに、今年の年賀状の文字は震えているといったように、本来は文字の変化から病気の可能性を疑うことができます。

濵崎　おっしゃるとおりです。現代人の遺伝子には、紀元前から象形文字を用いて伝達をしてきた情報が残されています。

手で文字を書くことは、五感を複雑に利用して文字を完成させるため、キーボードを打つという指先だけの触覚を利用する行為よりもはるかに脳の複数の箇所を刺激します。

しかも、手書きは、自分の書いた文字が正しく書けているかを確認する行為もともなうため、脳の複数の領域（前頭葉、頭頂葉、後頭葉、視床、小脳）

を同時に活性化します。脳の複数の領域のネットワーク強化をしながら記憶できるため、画面のタッチやキーボードのタッチよりも情報を長く脳に保持できるのです。

石﨑　説得力のあるお言葉をいただき、嬉しいです。文字による「認活（認知症予防活動）」や「手書き文字活動」には大きな意味があると、あらためて確信することができました。

さよなら認知症文字トレ診断

第2章

認知症を発見・予防・改善するために

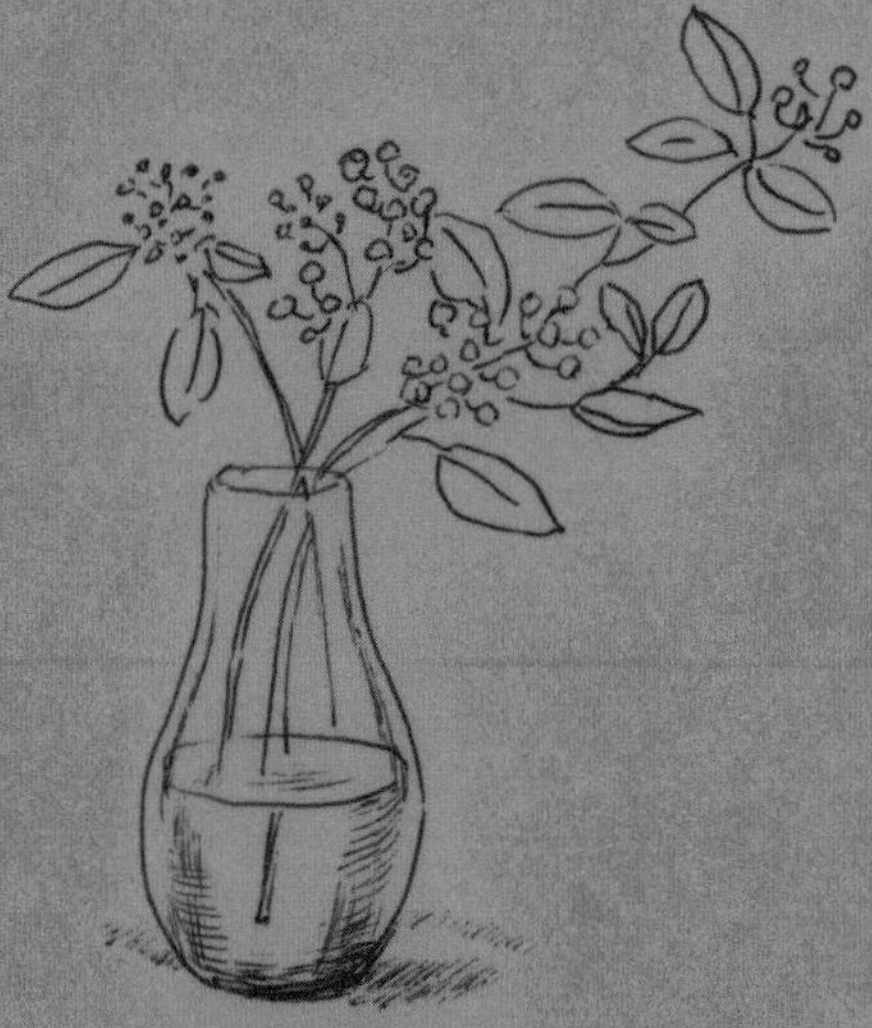

第2章では、認知症の文字トレ診断を行います。まずは、文字トレを始めるにあたり、次の準備とやり方を確認してください。

- □ **B〜4Bの鉛筆**
- □ **集中できる静かな環境**
- □ **深呼吸をして呼吸を整える**
- □ **15分を1セットとして行う**

そのうえで、認知症の基本をおさえておきましょう。認知症は、中核症状と呼ばれる5つの典型的な症状に分類することができます。

記憶障害　物忘れ

見当識障害　時間や場所、季節などが認識できない

実行機能障害　仕事や家事ができなくなる

理解・判断力の低下　文章の理解ができない・道に迷うなど

失認・失語・失行　人や物がわからない・言葉を忘れる・動作を真似できない

次のページから始まる文字トレ診断では、右記の症状をチェックできるようになっています。まずは、リラックスして取り組んでみてください。

認知症文字トレ診断 ①

Q 下のマスに「口」という漢字を3文字書いてみてください。

□　□　□

あなたの書いた文字でわかることは → 次のページへ

「口」の文字診断

下の接筆や終筆が開く

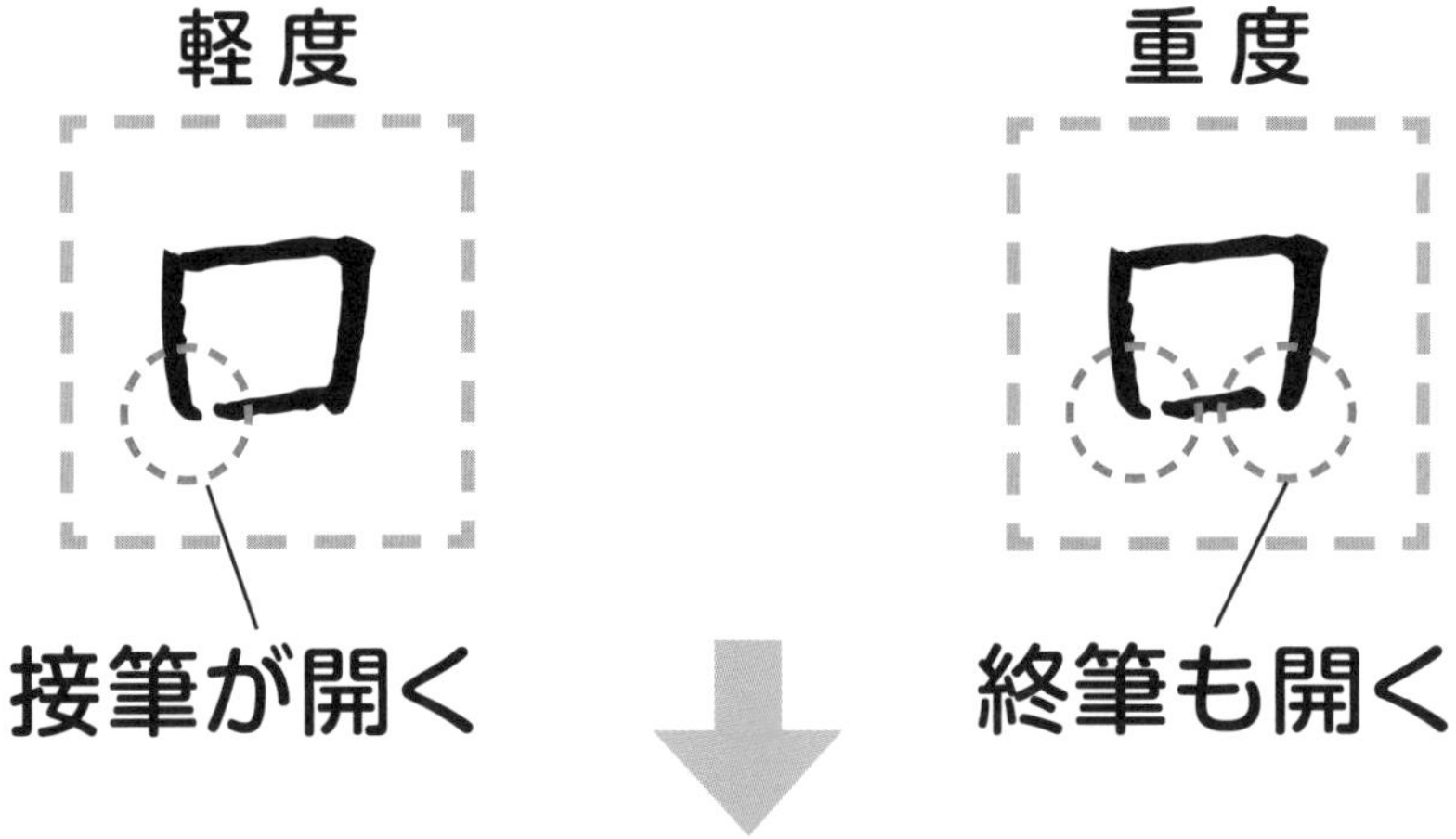

A 物忘れ

物忘れの多い人は、下の接筆（線と線の接触するところ）や終筆（線の書き終わり）が開いています。１カ所は軽度、２カ所はもの忘れが頻繁に起きている可能性があります。

物忘れ予防改善文字トレ

下の接筆・終筆部分をしっかり閉じることを意識して。転折（文字の角）は丸めず、横線も曲げずにビシッと書くといいでしょう。

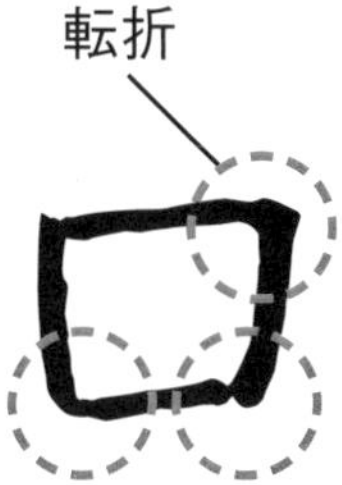

音 コウ、ク
訓 くち

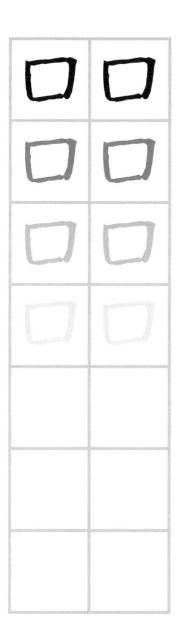

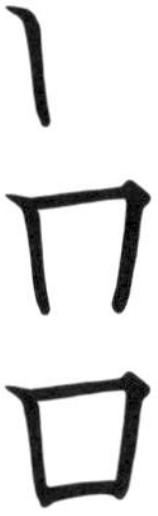

物忘れ予防改善例文

口口口
良薬は口に苦し
良薬は口に苦し
傷口に塩
傷口に塩
口に合う
口に合う

認知症文字トレ診断 ②

Q 下のマスに「中」という漢字を3文字書いてみてください。

あなたの書いた文字でわかることは → 次のページへ

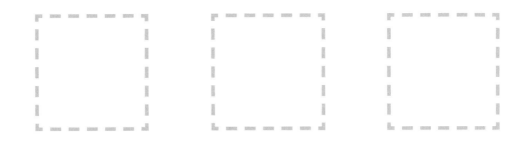

「中」の文字診断

右上がり×ひねり×文字が大きい

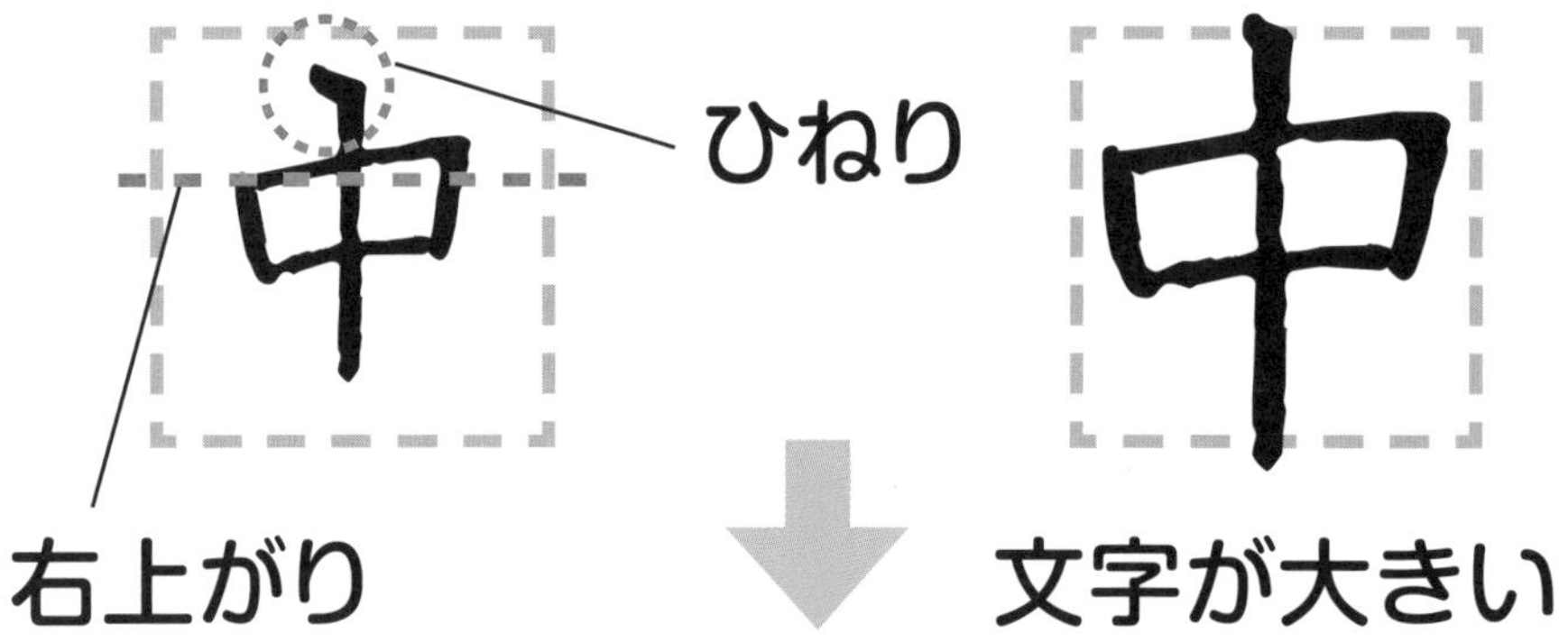

A 怒りやすい

・思い込みの激しい人は、6度以上の極端な右上がりの文字を書く傾向にあります。
・人の話に耳を傾けない人の文字にはひねりが見られます。
・できるはずのことができないと、イライラしたり、人に八つ当たりしたりする人の字は大きくなり、枠から飛び出てしまいがちです。

怒りやすい 予防改善文字トレ

「中」は右上がりになりやすい文字です。縦線横線ともにまっすぐに、角は丸くならないように気をつけましょう。縦線は口の真ん中を貫くよう意識し、短くならないよう、そしてスーッと力を抜いて書きましょう。集中力が必要です。

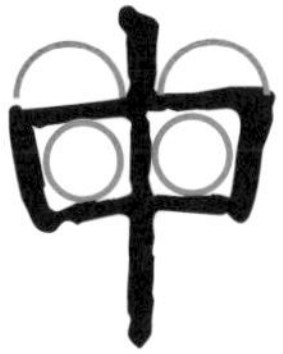

音 チュウ
訓 なか

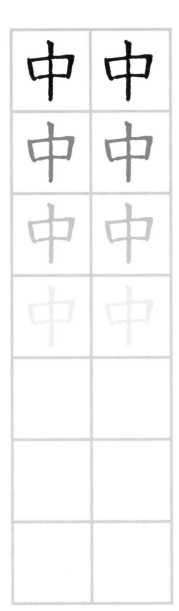

怒りやすい 予防改善例文

中中中

意中の人

意中の人

不幸中の幸い

不幸中の幸い

火中の栗を拾う

火中の栗を拾う

認知症文字トレ診断 ❸

Q 下のマスに「目」という漢字を3文字書いてみてください。

あなたの書いた文字でわかることは → 次のページへ

「目」の文字診断

下の接筆や終筆が開く×非等間隔

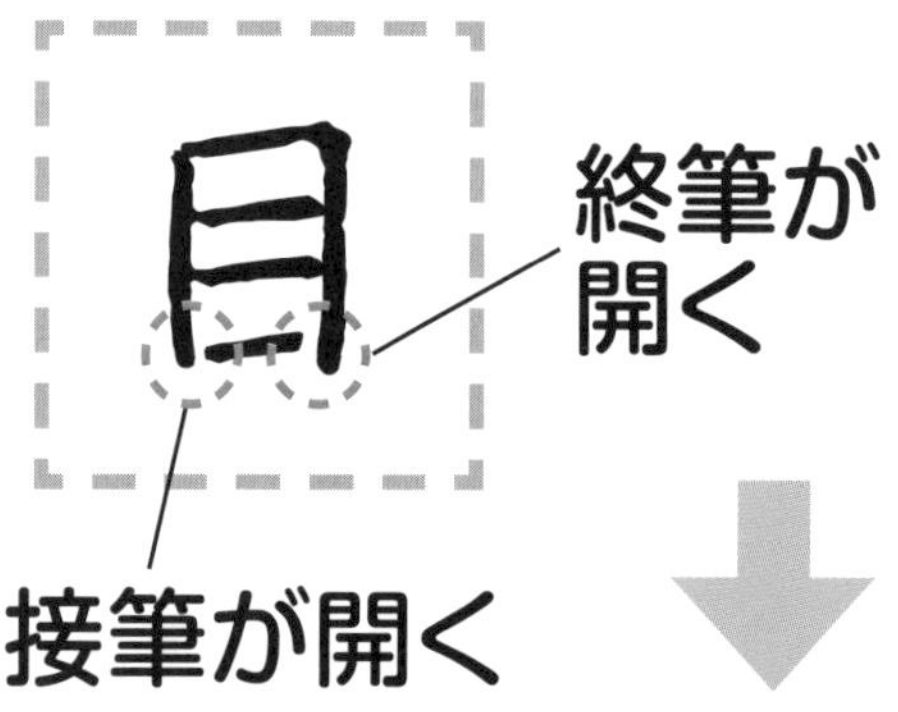

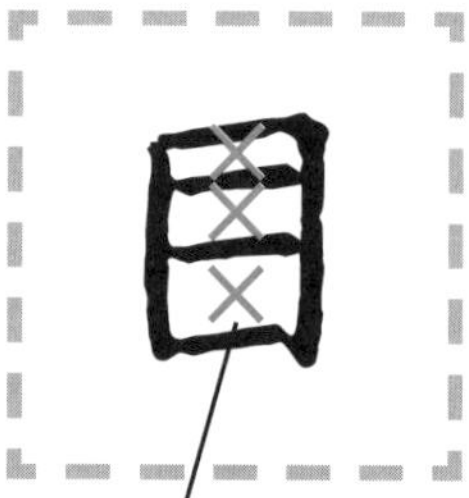

A 物の置き忘れ

・物忘れが多い人は、下の接筆が空いてしまいがちです。
・認識できないこと（失認）があり、不安や焦りなどのプレッシャーを感じている人は、横線と横線のあいだが非等間隔になりやすいです。
・物事が頭から抜けてしまう人は、下の接筆が閉じていない傾向にあります。

物の置き忘れ予防改善文字トレ

下の接筆や終筆部分をしっかり閉じ、横線等間隔を意識して書きましょう。縦線はまっすぐに、転折を丸めず角に書くようにしてください。

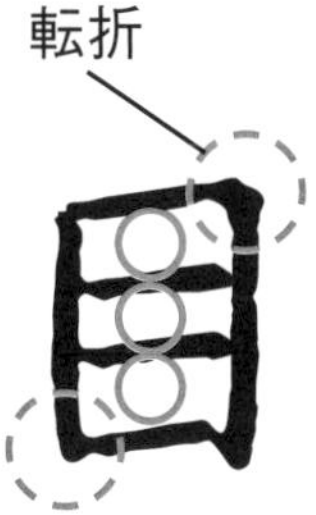

音 モク
訓 め、ま

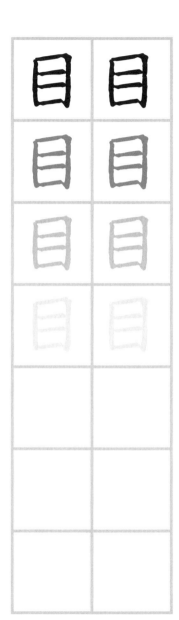

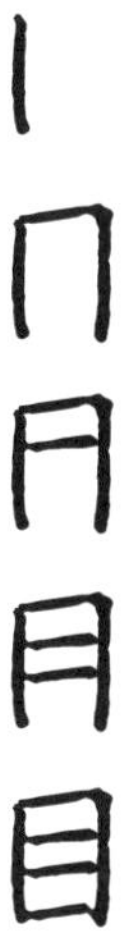

物の置き忘れ 予防改善例文

目目目

鬼の目にも涙

鬼の目にも涙

目は口ほどに物を言う

目は口ほどに物を言う

認知症文字トレ診断 ④

Q 下のマスに「真」という漢字を3文字書いてみてください。

あなたの書いた文字でわかることは → 次のページへ

「真」の文字診断

非等間隔×接筆や終筆が開く×トメなし

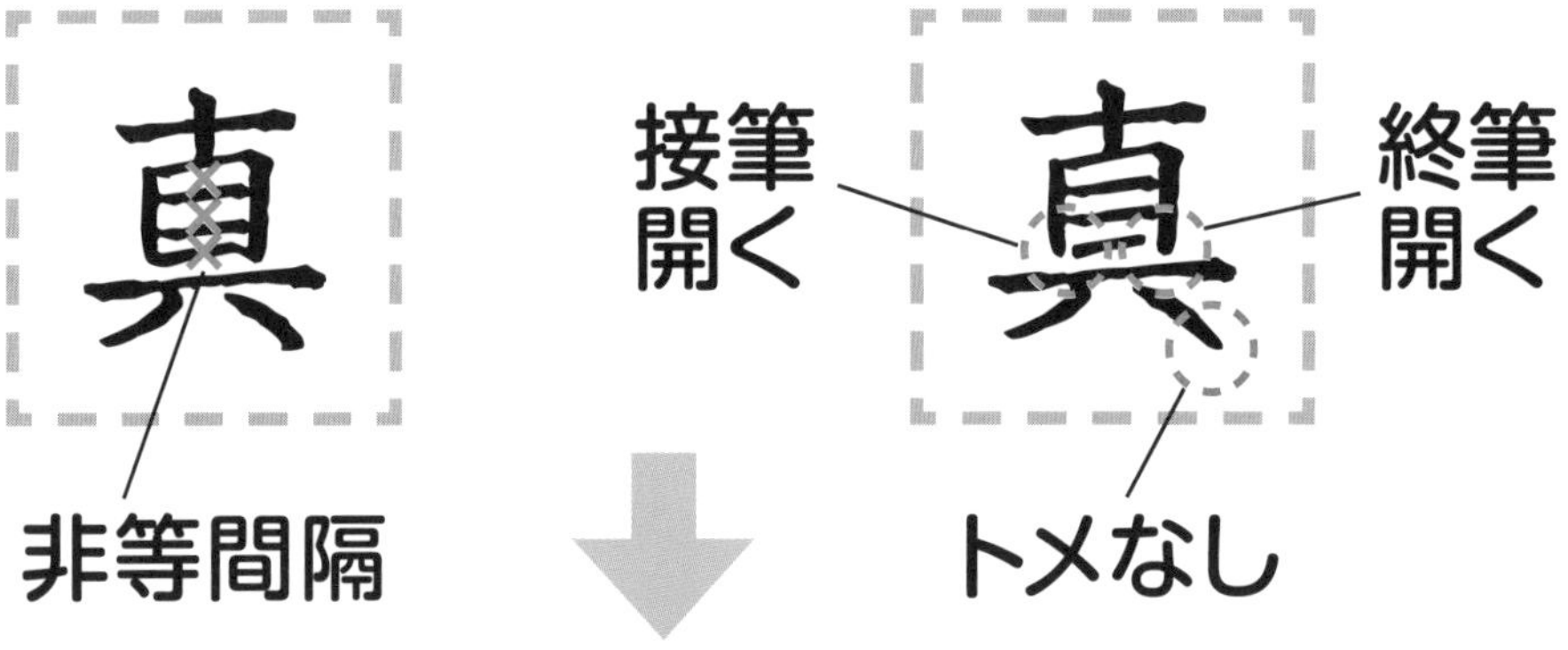

A 会話中にアレやコレが増える

・認識できないことがあり、不安や焦りなどのプレッシャーを感じている人は、横線と横線のあいだが非等間隔になりがちです。
・物事が頭から抜けてしまいがちな人は、下の接筆や終筆が閉じていない傾向にあります。
・優柔不断、優先順位をつけられない人には、トメのない文字を書くケースがみられます。

横線と横線の間は等間隔に。横線縦線をまっすぐに。トメるべきところはきちんとトメて書くように意識しましょう。

真

音 シン

訓 ま

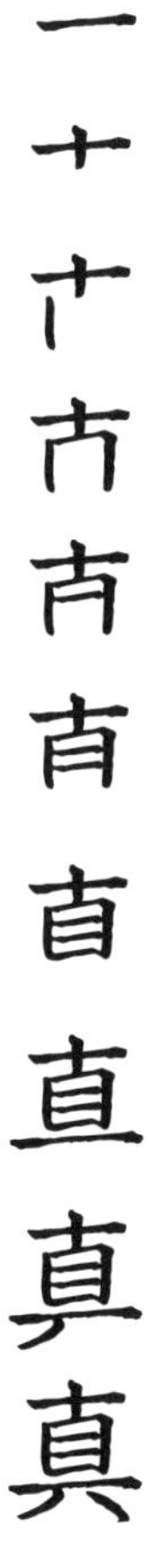

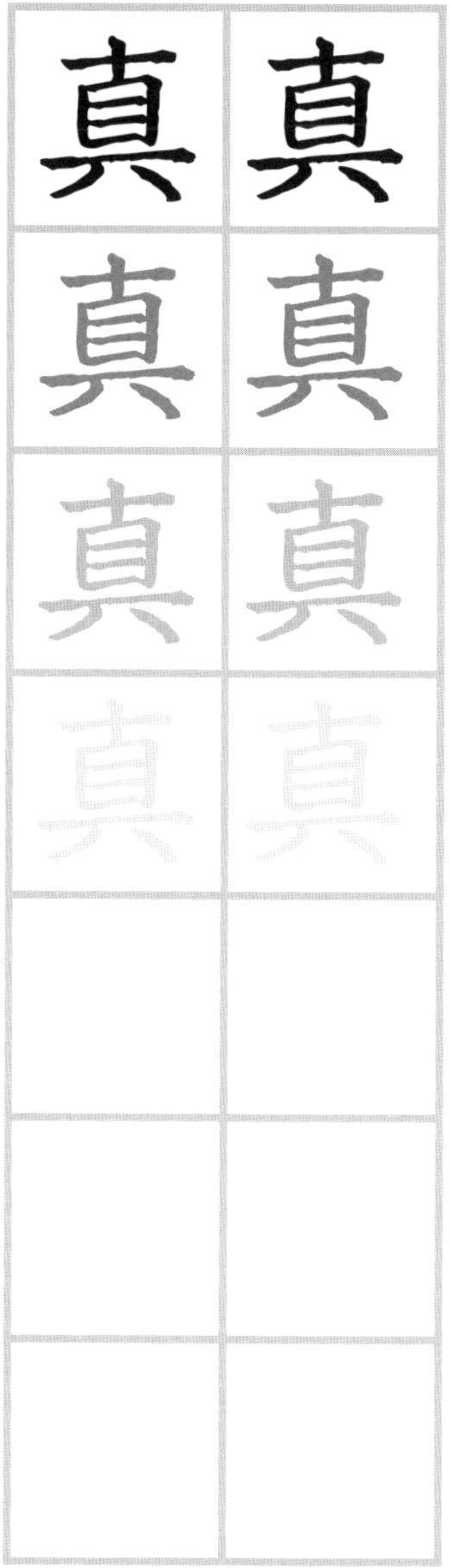

真
真
真

豚に真珠
豚に真珠

死ぬるばかりは真
死ぬるばかりは真

逆もまた真なり
逆もまた真なり

認知症文字トレ診断 ⑤

Q 下のマスに「**見**」という漢字を3文字書いてみてください。

あなたの書いた文字でわかることは → **次のページへ**

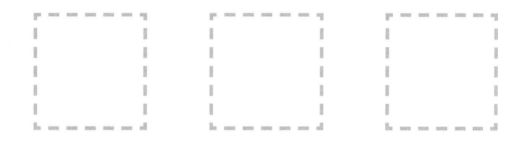

「見」の文字診断

非等間隔×接筆や終筆が開く×ハネなし

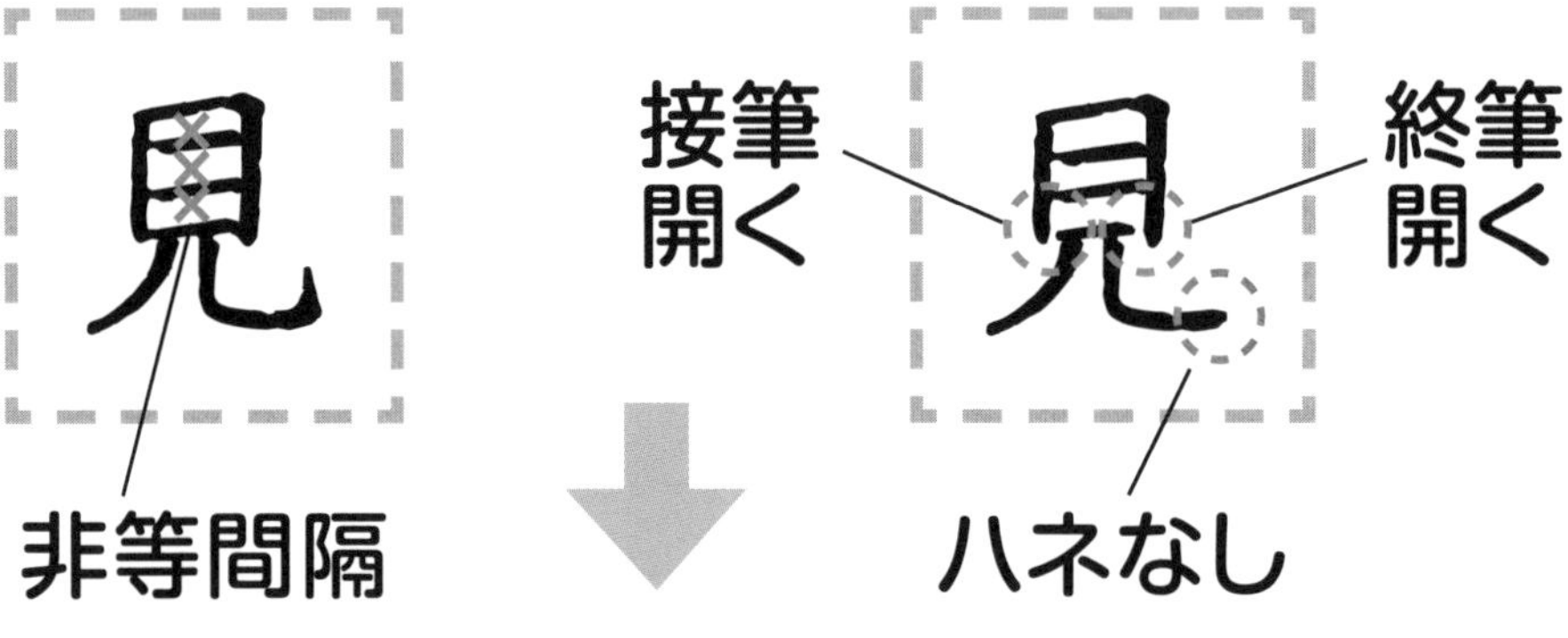

A 家事が雑になる

・認識できないことがあり、不安や焦りなどのプレッシャーを感じている人は、横線と横線のあいだが非等間隔になりがちです。
・物事が頭から抜けてしまいがちな人は、下の接筆や終筆が閉じていない傾向にあります。
・頭がボンヤリしている、うつ状態である場合には、ハネのない文字を書く傾向にあります。

家事が雑になる 予防改善文字トレ

等間隔を意識して、縦線も横線ビシッと曲がらないように。ハネを強く書くよう心がけてください。

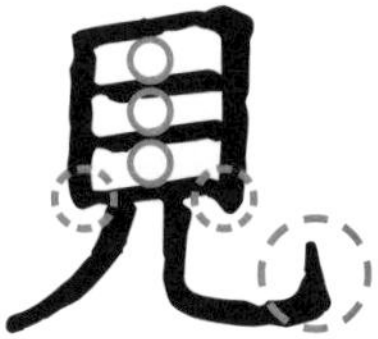

音 ケン
訓 み(る)

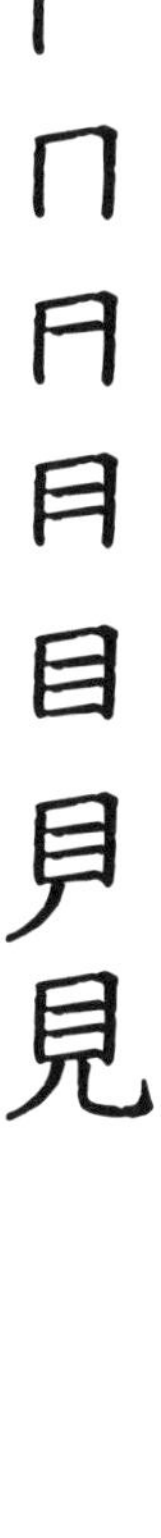

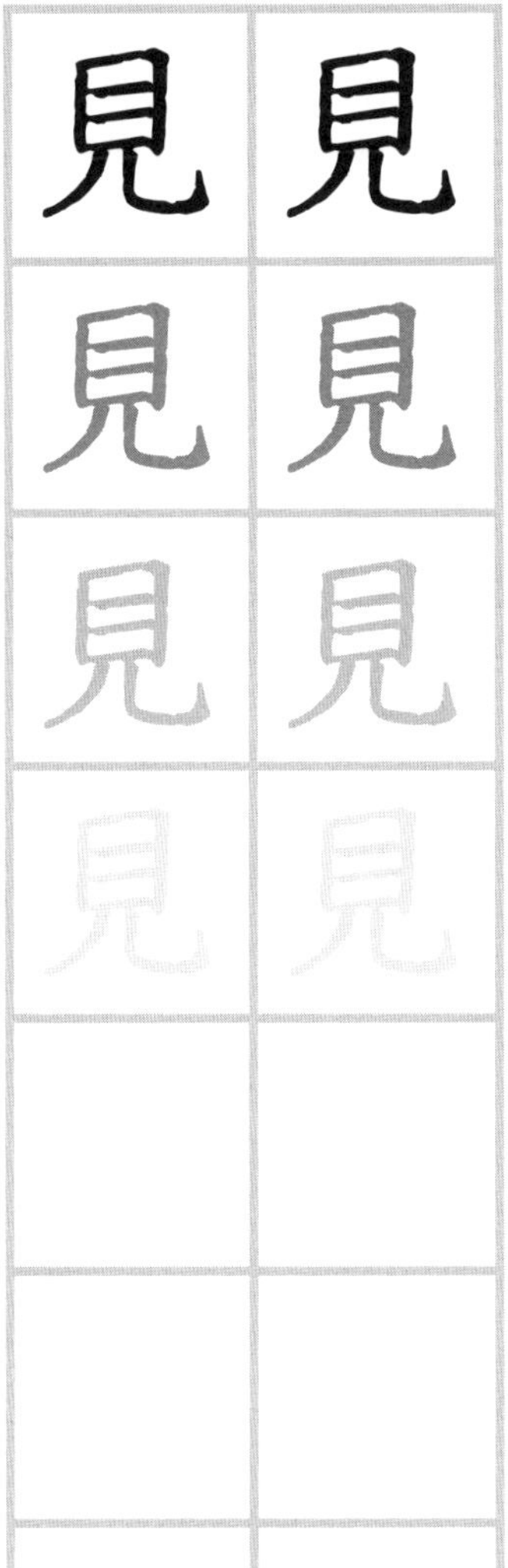

家事が雑になる 予防改善例文

見見見

見目より心

見目より心

見るに値する

見るに値する

木を見て森を見ず

木を見て森を見ず

認知症文字トレ診断 ❻

Q 下のマスに「田」という漢字を3文字書いてみてください。

□ □ □

あなたの書いた文字でわかることは → 次のページへ

「田」の文字診断

上下の接筆や終筆が開く×非等間隔×転接が丸い

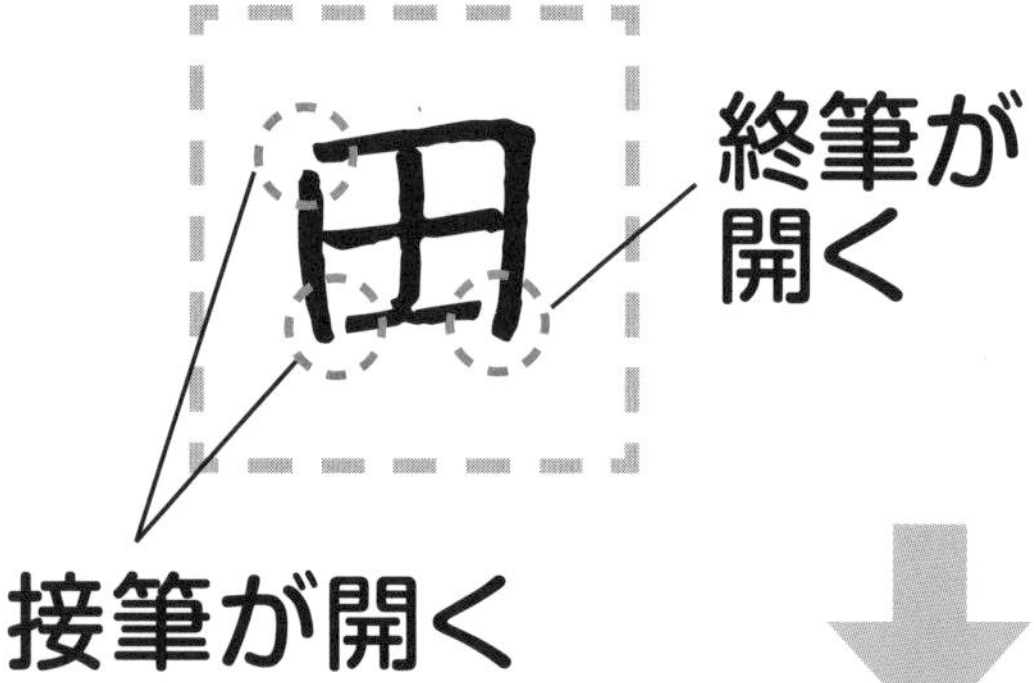

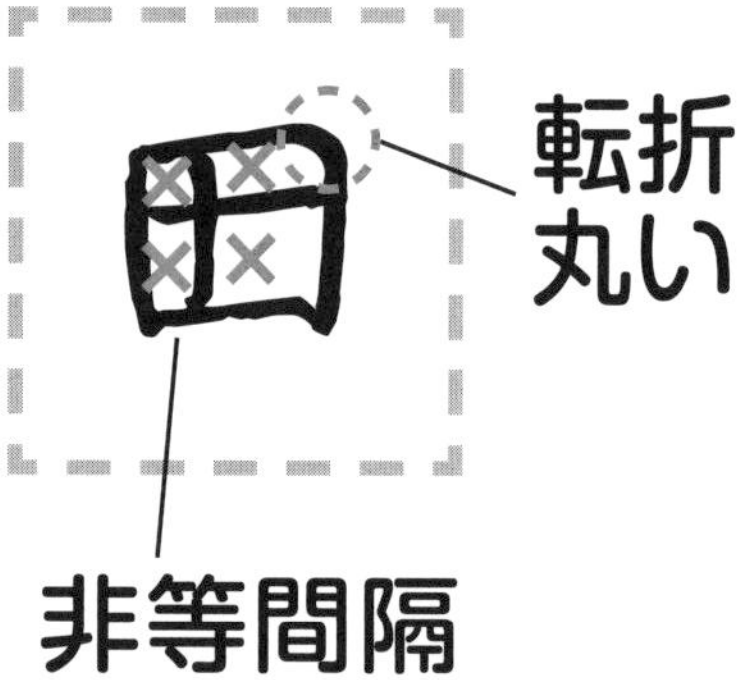

A 食事をしたことを忘れる

・物忘れの多い人は上下の接筆や終筆が閉じていない傾向にあります。
・不安や焦りなどのプレッシャーを感じている人は非等間隔になりがちです。
・自分本位な人は、転折を丸く書く傾向にあります。

食事をしたことを忘れる予防改善文字トレ

接筆や終筆をきちんと閉じ、等間隔を意識しましょう。転接を丸めず、終筆もしっかり閉じましょう。

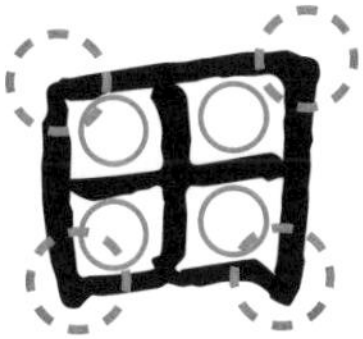

音 デン

訓 た

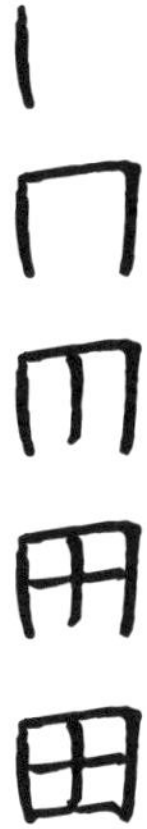

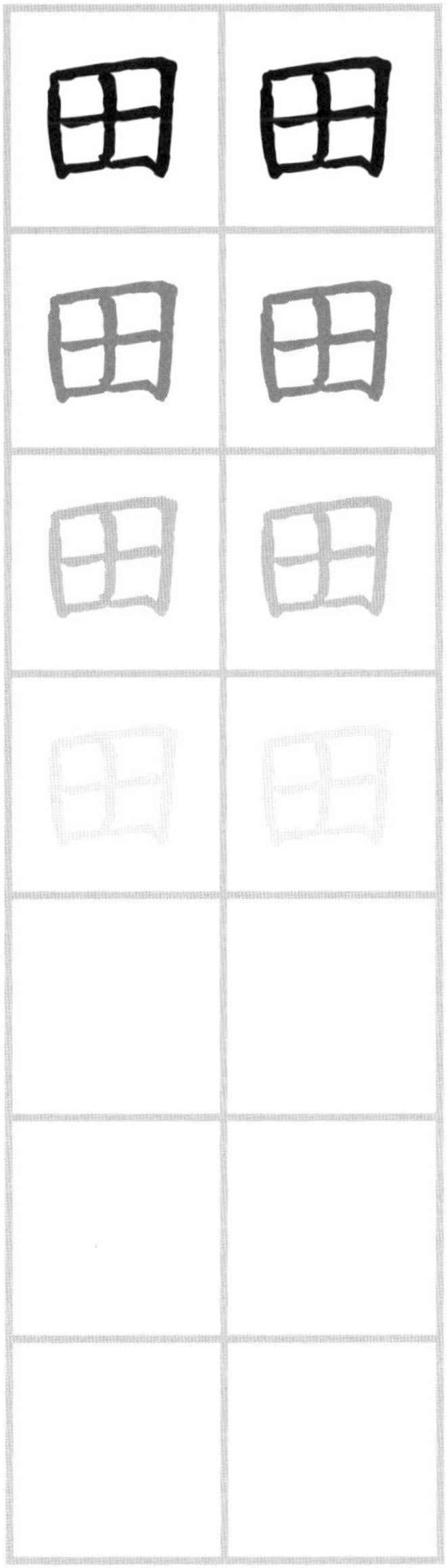

食事をしたことを忘れる

予防改善例文

田田田

実る稲田は頭垂る

実る稲田は頭垂る

児孫のために美田

を買わず

児孫のために美田

を買わず

認知症文字トレ診断 ⑦

Q 下のマスに「重」という漢字を3文字書いてみてください。

あなたの書いた文字でわかることは → 次のページへ

「重」の文字診断

非等間隔×接筆や終筆が開く×横線が曲がる

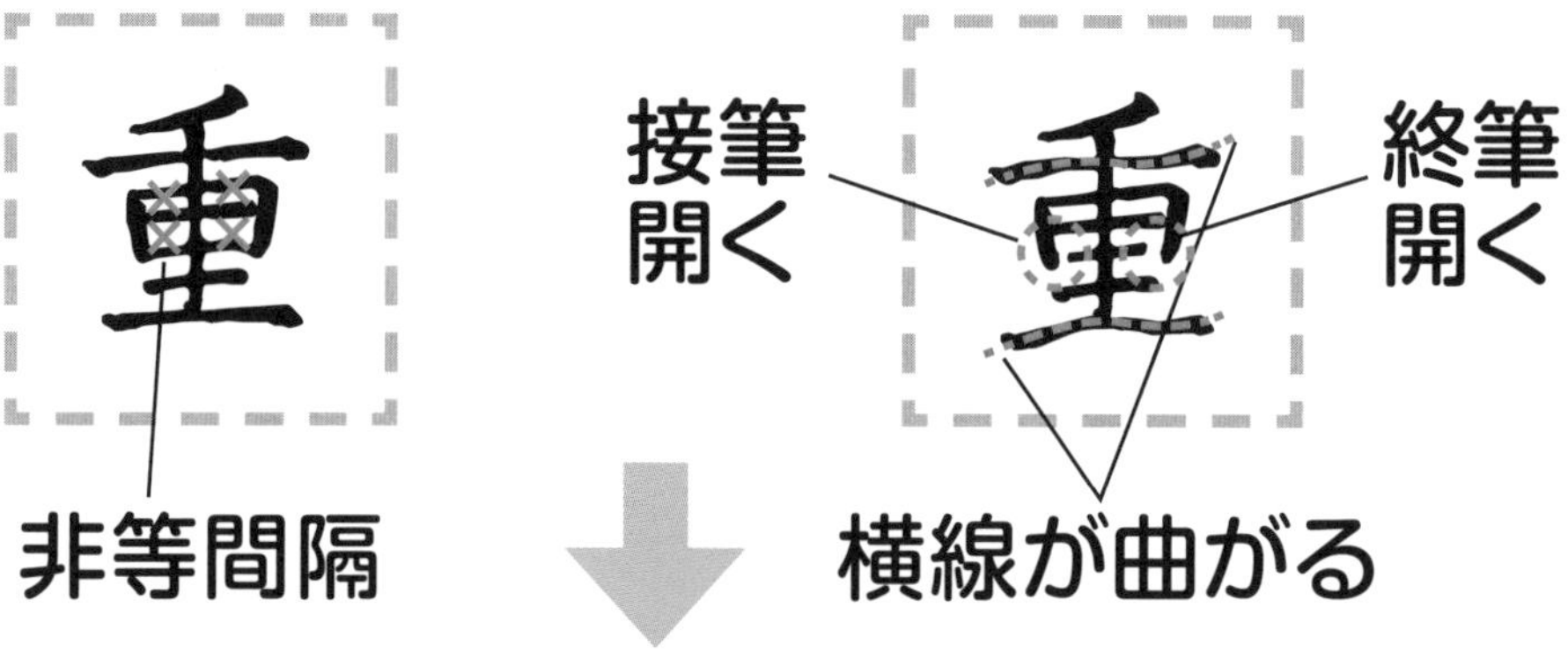

A 物を探せなくなる

・認識できないこと（失認）があり、不安や焦りなどのプレッシャーを感じている人は、横線と横線のあいだが非等間隔になりがちです。
・物事が頭から抜けてしまう人（失語に近い症状）は、下の接筆や終筆が閉じていない傾向にあります。
・人の名前などを失念してしまう人は、横線が曲がりやすい傾向にあります。

物を探せなくなる 予防改善文字トレ

等間隔で、線は曲げず、縦線は真ん中を貫くように意識しましょう。上下の接筆をきちんと閉じることも忘れずに。

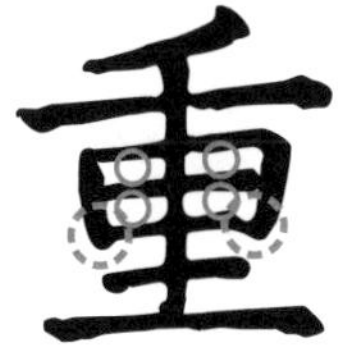

音 ジュウ
訓 おも（い）

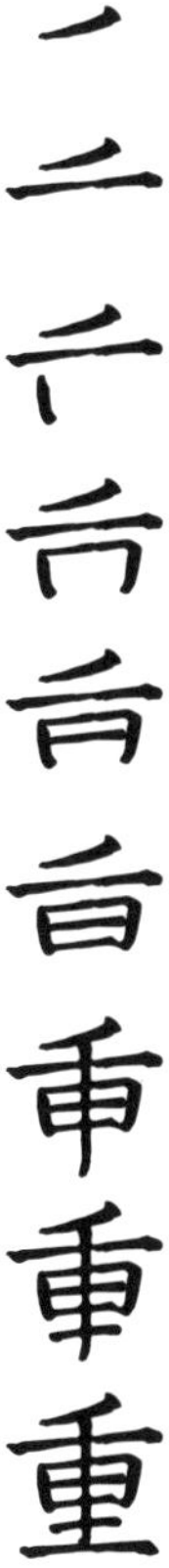

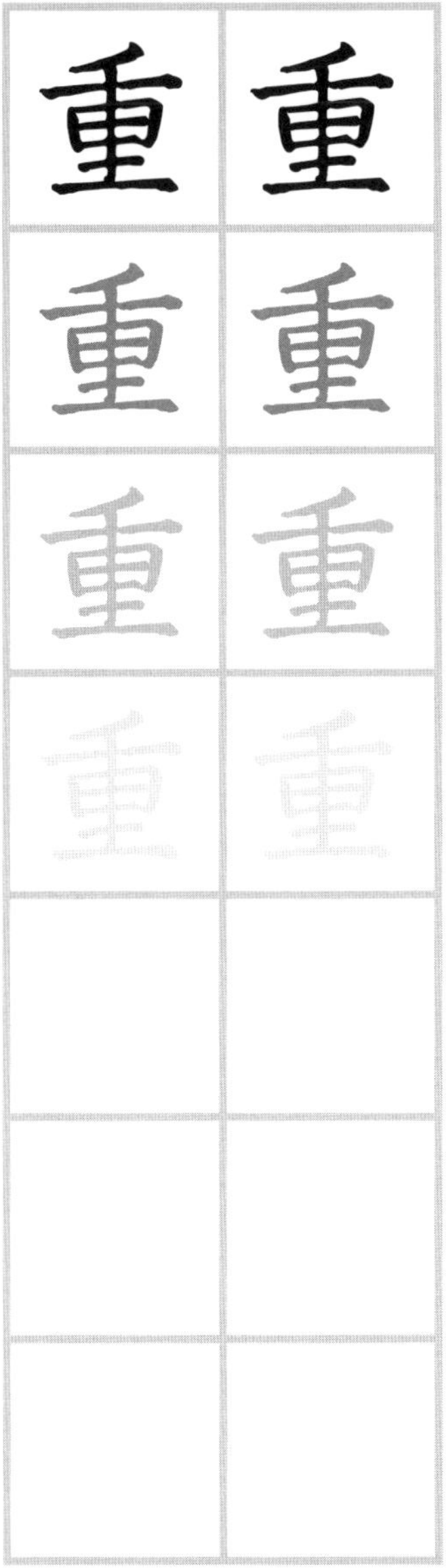

物を探せなくなる

予防改善例文

重重重

辛と幸は紙一重

辛と幸は紙一重

盛年重ねて来らず

盛年重ねて来らず

知恵と力は重荷にならず

認知症文字トレ診断 ⑧

Q 下のマスに「**様**」という漢字を
3文字書いてみてください。

□ □ □

あなたの書いた文字で
わかることは → **次のページへ**

「様」の文字診断

非等間隔×縦線が曲がる

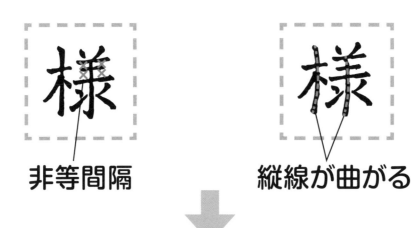

A 人の名前を忘れる

・認識できないことがあり、不安や焦りなどのプレッシャーを感じている人は、横線と横線のあいだが非等間隔になりがちです。
・優柔不断、優先順位をつけられないといった人には、ハネのない文字を書くケースが見られます。

人の名前を忘れる 予防改善文字トレ

「木」という文字の頭部を突き出すよう意識しましょう。つくりのほうは等間隔で、縦線は真ん中を貫くようにまっすぐ。ハネを書くときはゆっくりと。

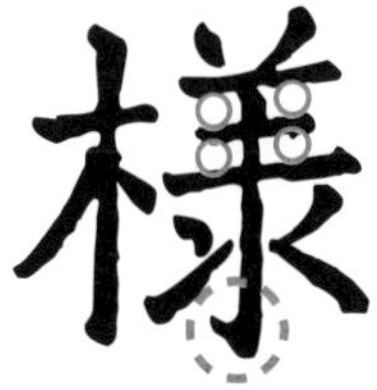

音 ヨウ

訓 さま

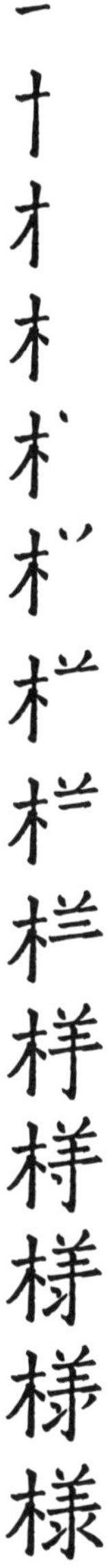

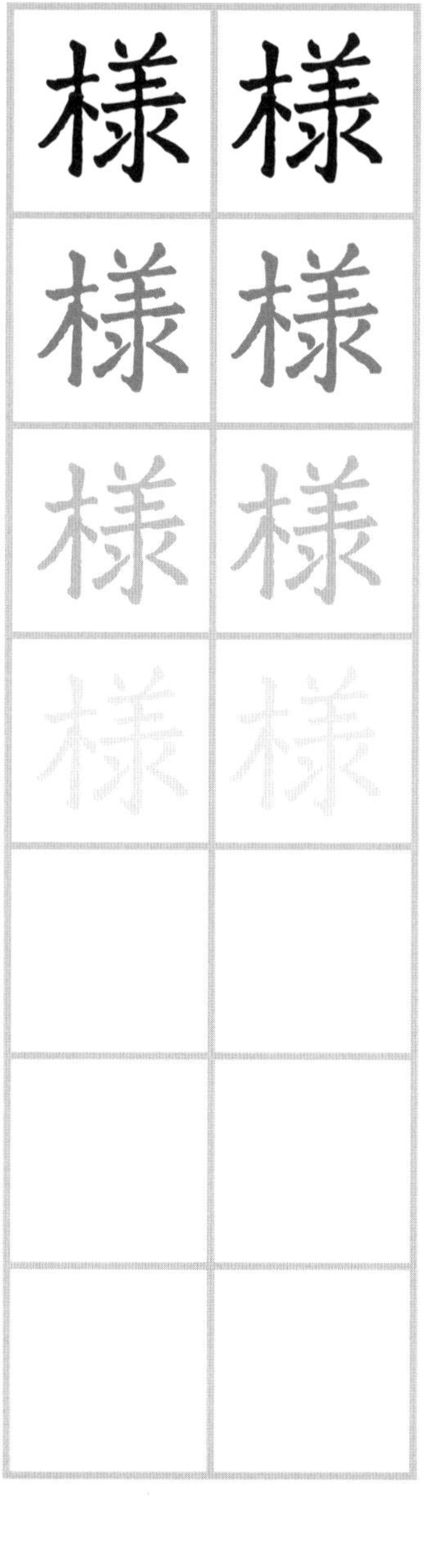

人の名前を忘れる

予防改善例文

様様様

様になる

様になる

神様にも祝詞

神様にも祝詞

神様はお見通し

神様はお見通し

認知症文字トレ診断 ⑨

Q 下のマスに「**横**」という漢字を
3文字書いてみてください。

あなたの書いた文字で
わかることは → **次のページへ**

「横」の文字診断

右下がり×非等間隔×下の接筆や終筆が開く

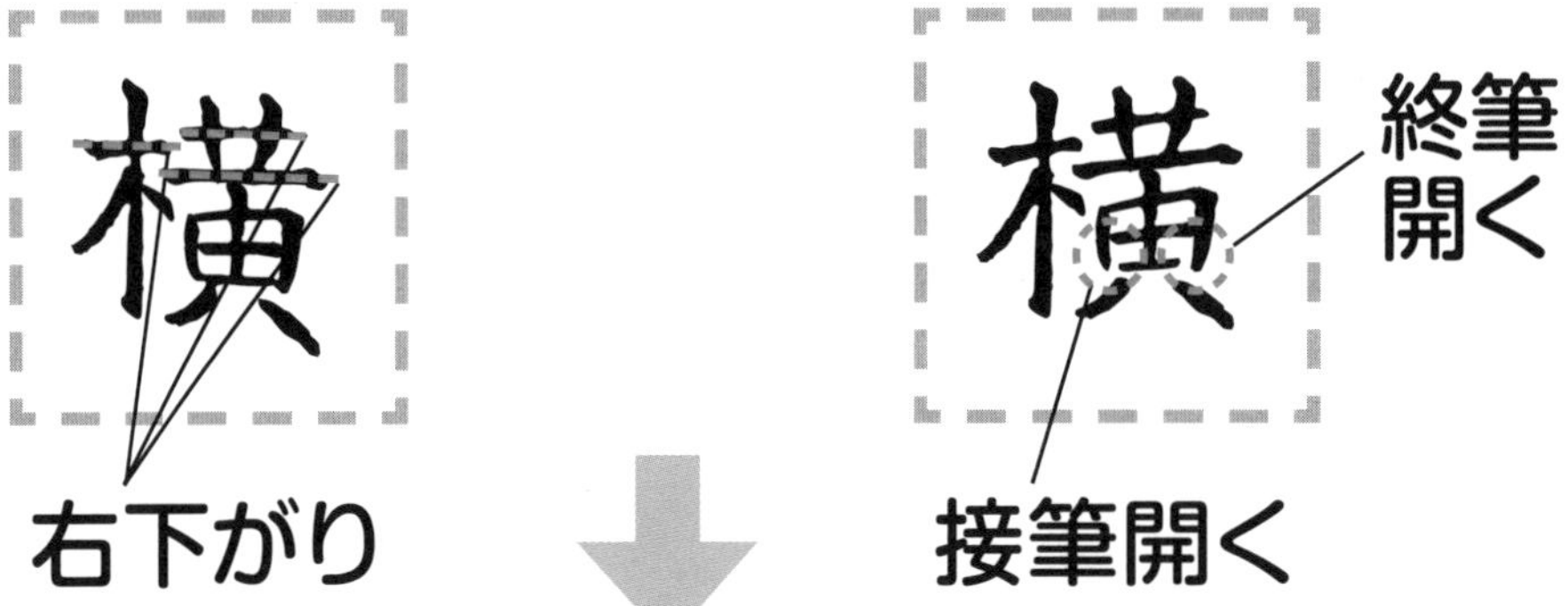

A ボタンを掛け間違う

・理屈っぽく、柔軟性に欠けた人は、右下がりの文字を書く傾向にあります。
・認識できないことがあり、不安や焦りなどのプレッシャーを感じている人は、横線と横線のあいだが非等間隔になりがちです。
・物忘れが多い人は、下の接筆や終筆が開きがちです。

ボタンを掛け間違う

予防改善文字トレ

横線はまっすぐに曲がらず、あいだは等間隔を意識し、上下接筆をしっかり閉じていると、気持ちも明るく前向きになります。さらにハライもしっかり書くことを意識するといいでしょう。

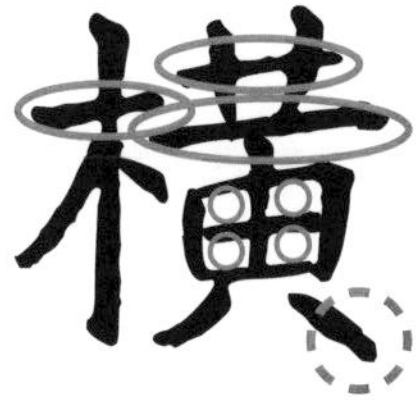

音 オウ

訓 よこ

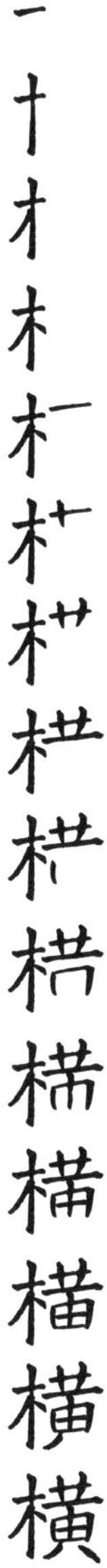

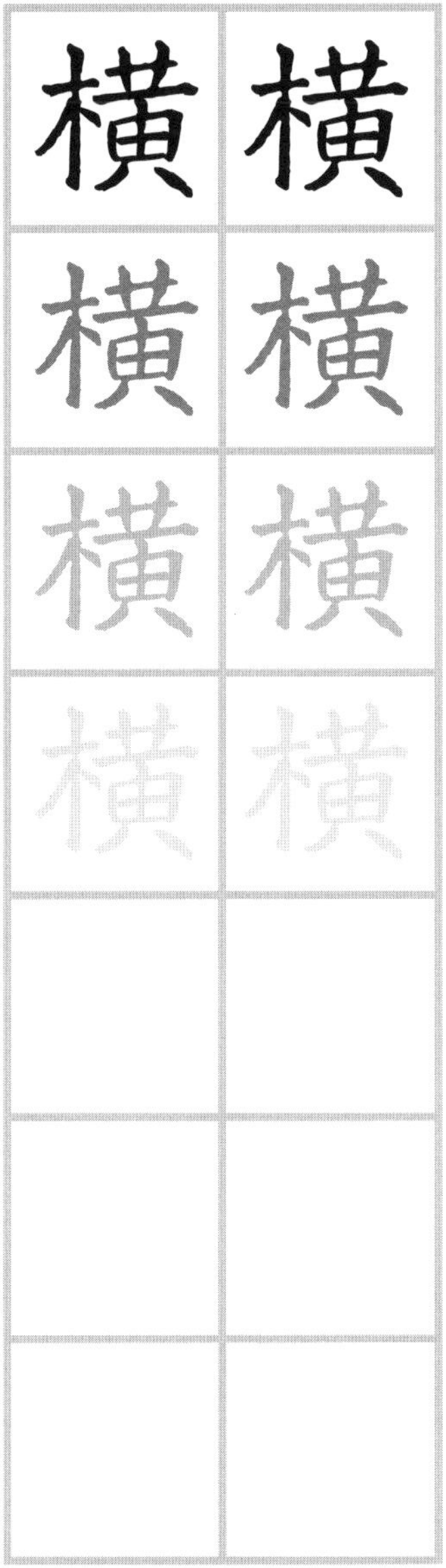

ボタンを掛け間違う
予防改善例文

横横横
横道にそれる
横道にそれる
横槍を入れる
横槍を入れる
縦横無尽
縦横無尽

認知症文字トレ診断 ⑩

Q 下のマスに「豊」という漢字を3文字書いてみてください。

あなたの書いた文字でわかることは → **次のページへ**

「豊」の文字診断

角が丸い×非等間隔×下の接筆や終筆が開く

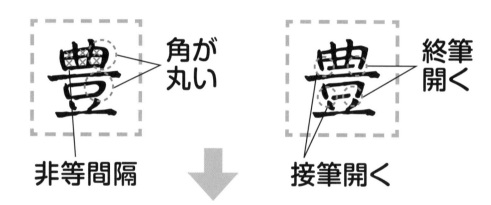

A 計算が遅くなる

・頑固な人は、角を丸く書く傾向にあります。

・認識できないことがあり、不安や焦りなどのプレッシャーを感じている人は、横線と横線のあいだが非等間隔になりがちです。

・物忘れが多い人は、下の接筆や終筆が開きがちです。

計算が遅くなる 予防改善文字トレ

「豊」はバランスを取るのが難しい文字です。角が丸くならぬよう、横線縦線も曲がらないように。等間隔に気をつけながら、ゆっくり丁寧に書きましょう。

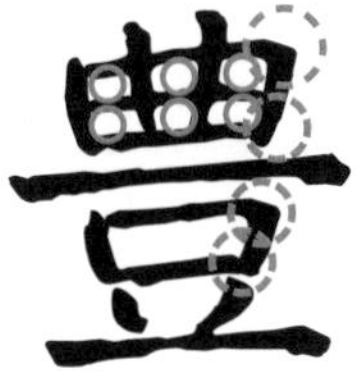

音 ホウ

訓 ゆたか

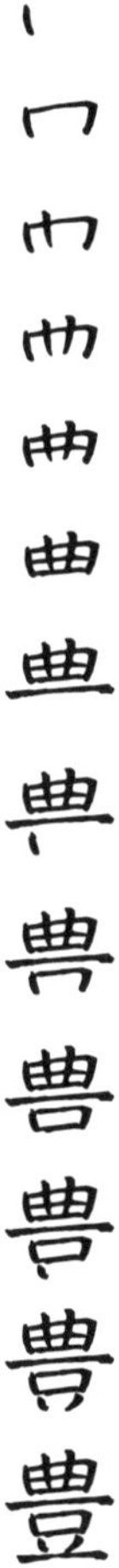

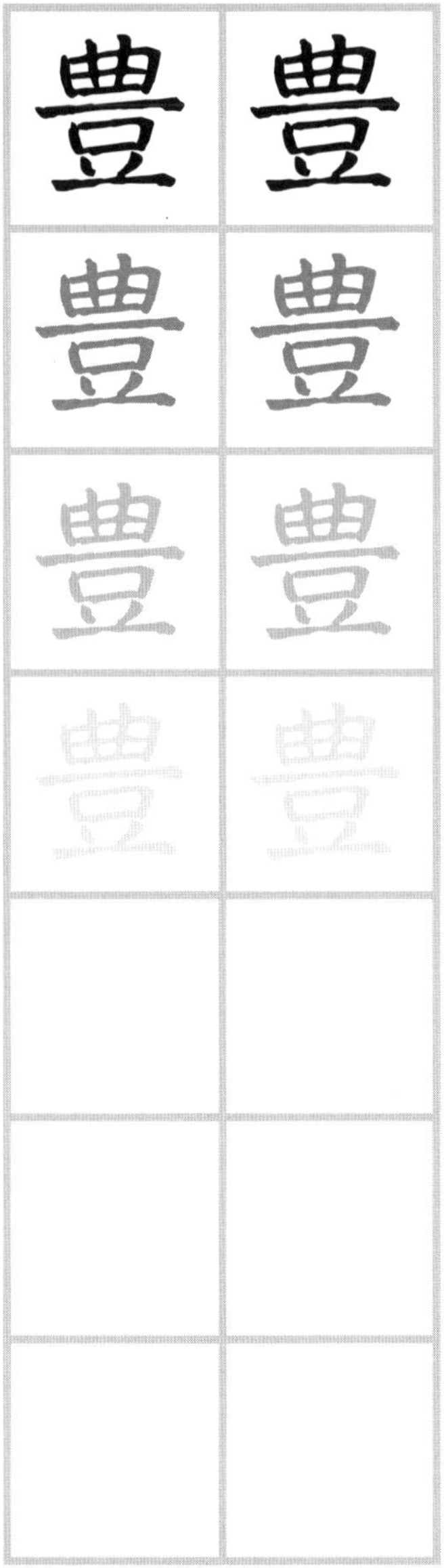

計算が遅くなる 予防改善例文

豊豊豊

豊かな心

豊かな心

雪は豊年の瑞

雪は豊年の瑞

五穀豊穣

五穀豊穣

認知症文字トレ診断 ⑪

Q 下のマスに「**誠**」という漢字を3文字書いてみてください。

あなたの書いた文字でわかることは → **次のページへ**

次のページへ

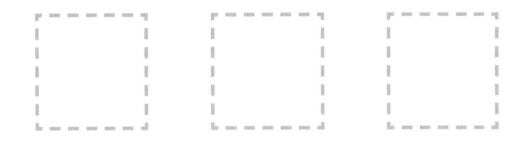

「誠」の文字診断

接筆が開く×ハネ、ハライの伸びがない

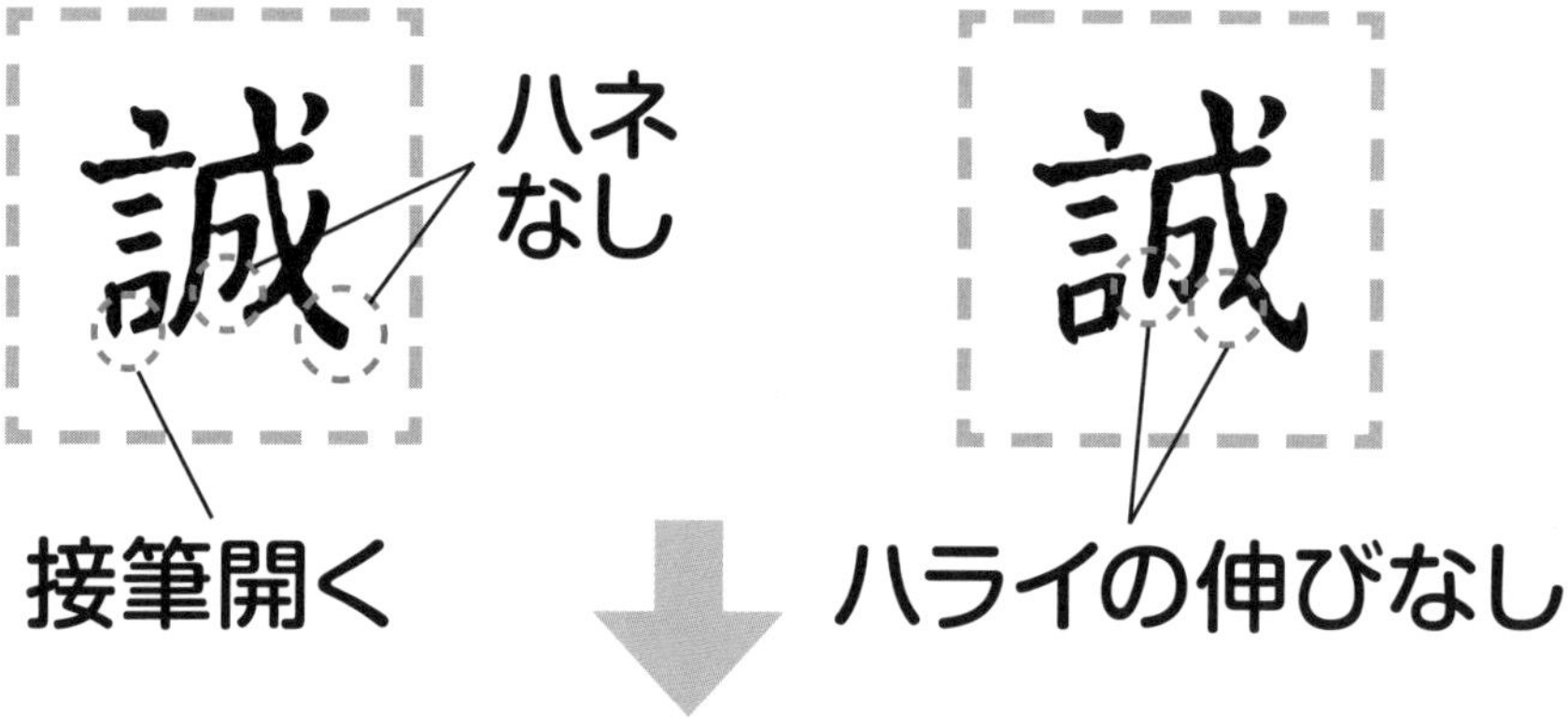

A 季節外れの服を着る

・物事が頭から抜けてしまう人は、下の接筆が閉じていない傾向にあります。
・優柔不断、優先順位をつけられないといった人には、ハネ、ハライの伸びのない文字を書くケースが見られます。

季節外れの服を着る

予防改善文字トレ

言偏《ごんべん》は等間隔と「口」の下の接筆を閉じるよう気をつけてください。「成」はトメ、ハネ、ハライをゆっくりと丁寧に書きましょう。

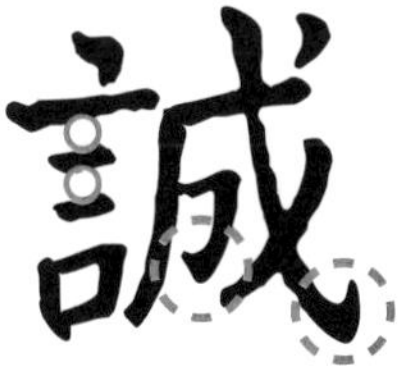

音 セイ

訓 まこと

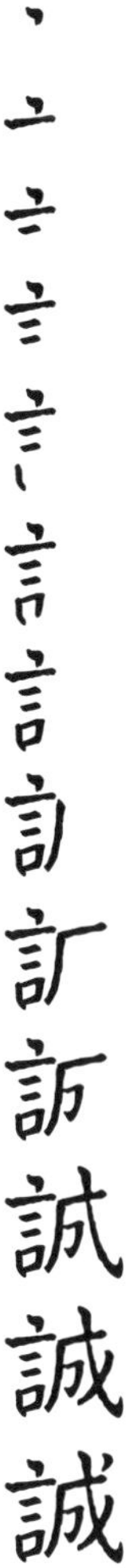

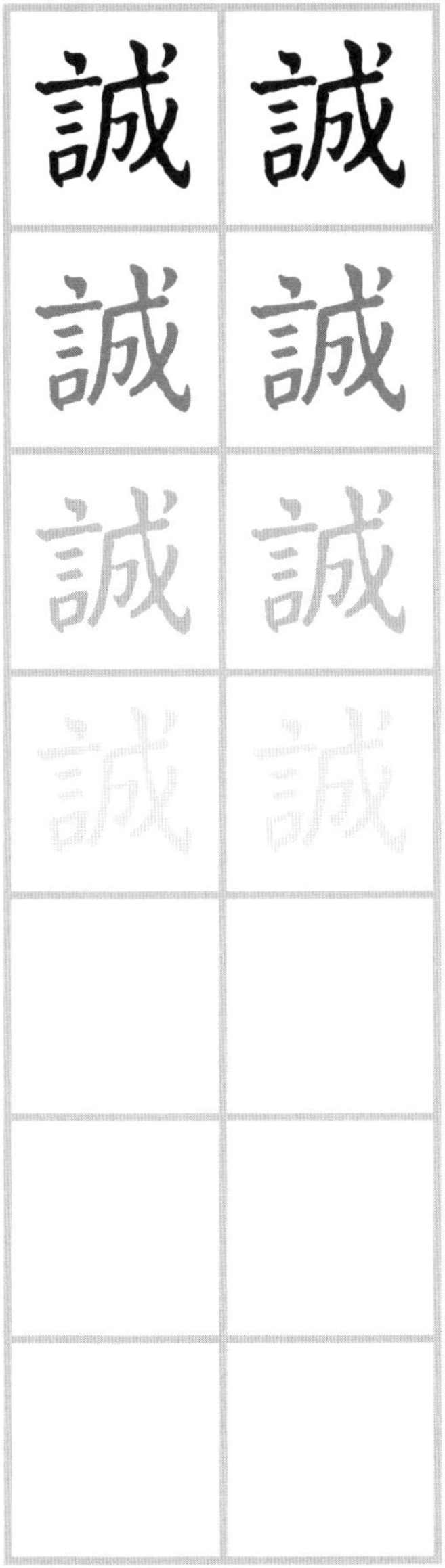

季節外れの服を着る

予防改善例文

誠誠誠

誠意を尽くす

誠意を尽くす

至誠通天

至誠通天

丹誠を込める

丹誠を込める

認知症文字トレ診断 ⑫

Q 下のマスに「**腸**」という漢字を3文字書いてみてください。

あなたの書いた文字でわかることは → 次のページへ

「腸」の文字診断

ハネなし×非等間隔×接筆や終筆が開く

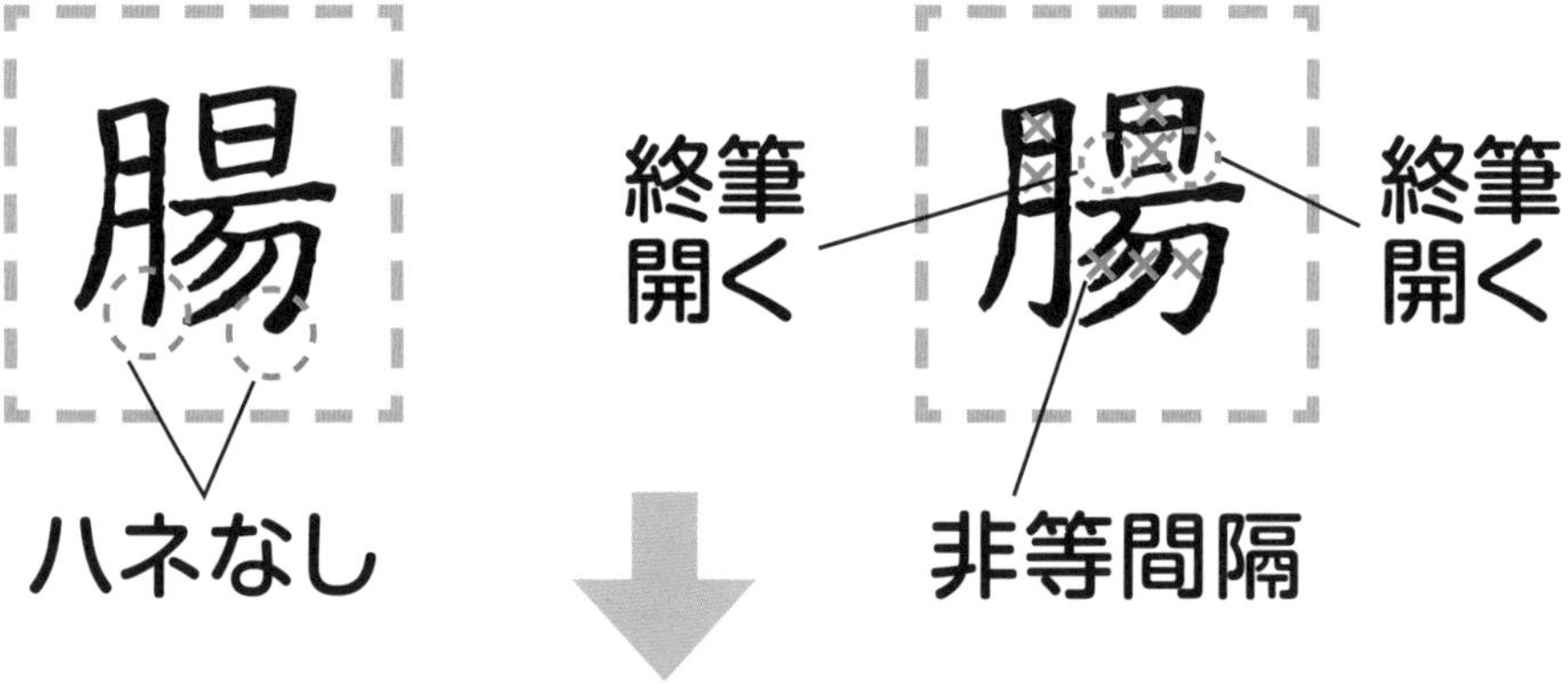

A 家電製品の使い方がわからなくなる

・優柔不断、優先順位をつけられないといった人には、ハネのない文字を書くケースが見られます。
・認識できないことがあり、不安や焦りなどのプレッシャーを感じている人は、横線と横線のあいだが非等間隔になりがちです。
・物事が頭から抜けてしまう人は、接筆や終筆が閉じていない傾向にあります。

予防改善文字トレ

「月」も「日」も等間隔を意識して。左払いもハネもゆっくり丁寧に。接筆や終筆をきちんと閉じてください。

腸

音 チョウ

訓 ―

腸 腸
腸 腸
腸 腸
腸 腸

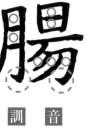

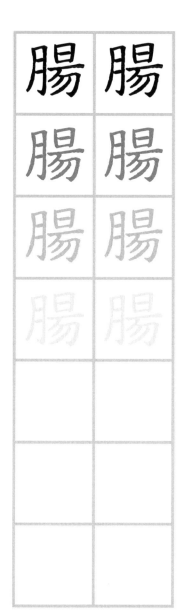

家電製品の使い方がわからなくなる 予防改善例文

腸
腸
腸

腸内フローラ

腸内フローラ

断腸の思い

断腸の思い

酒に別腸あり

酒に別腸あり

認知症文字トレ診断 ⑬

Q 下のマスに「筆」という漢字を3文字書いてみてください。

あなたの書いた文字でわかることは → 次のページへ

「筆」の文字診断

大きく書きすぎる×非等間隔×横線ヨレ

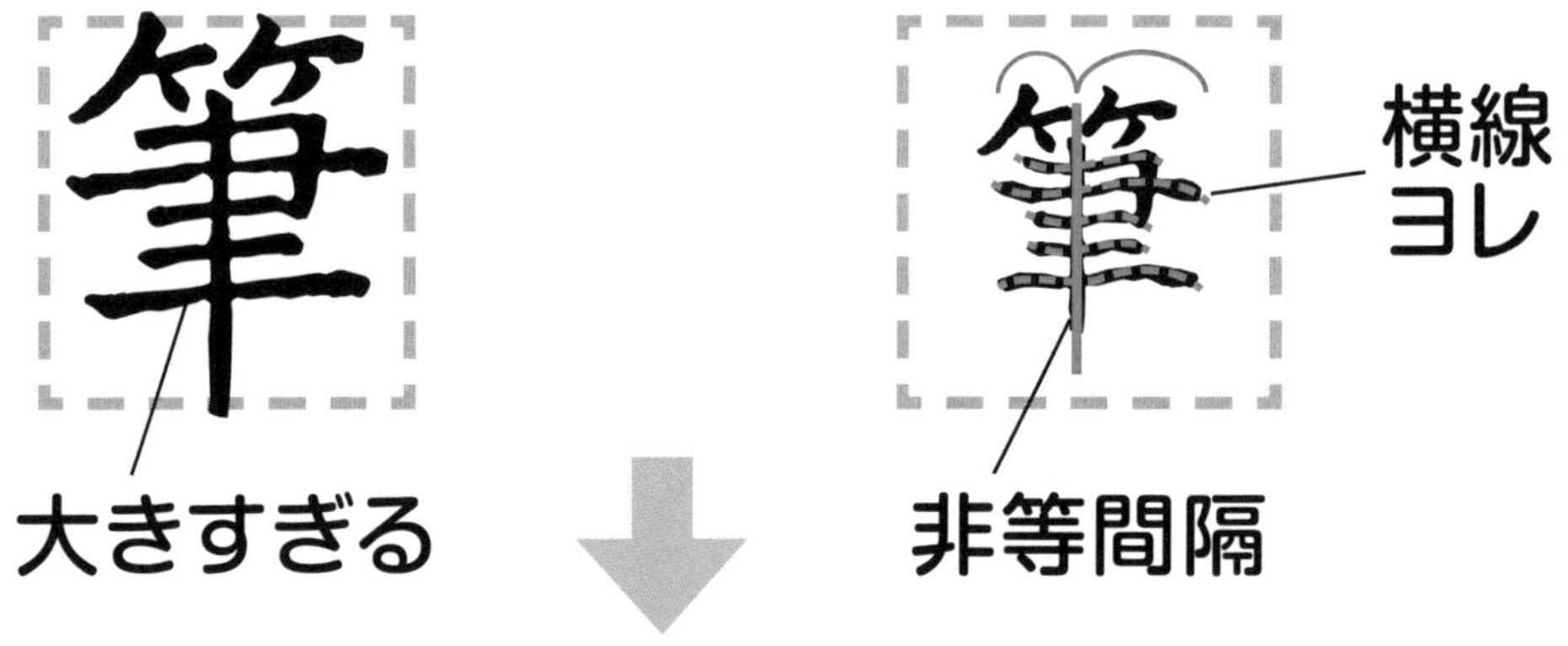

A 物がつかみづらくなる

・精神的に不安定な人は、文字全体のバランスを考慮することが苦手な傾向にあります。
・「認識できないことがあり、不安や焦りなどのプレッシャーを感じている人は、横線と横線のあいだが非等間隔になりがちです。
・思うようにならずモヤモヤしていたり、鬱々としていたりする人は、横線がヨレてしまう傾向にあります。

物がつかみづらくなる 予防改善文字トレ

心を落ちつけ、お手本をよく見て書きましょう。「聿」は横線の多い文字です。等間隔であること、線と線がひっついて潰れた文字にならないよう集中。縦線は文字の真ん中を貫き、最後はスーっと力をぬいて書くようにしてください。

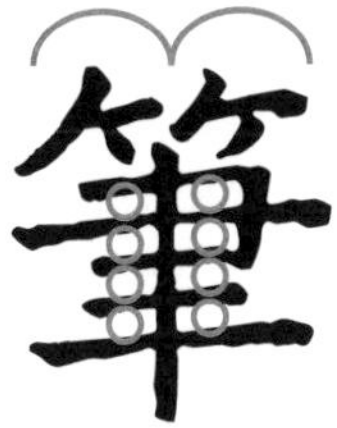

音 ヒツ
訓 ふで

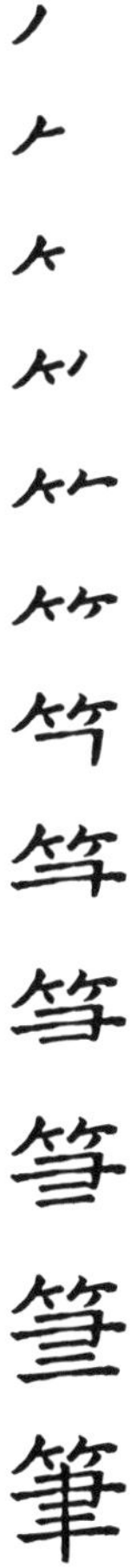

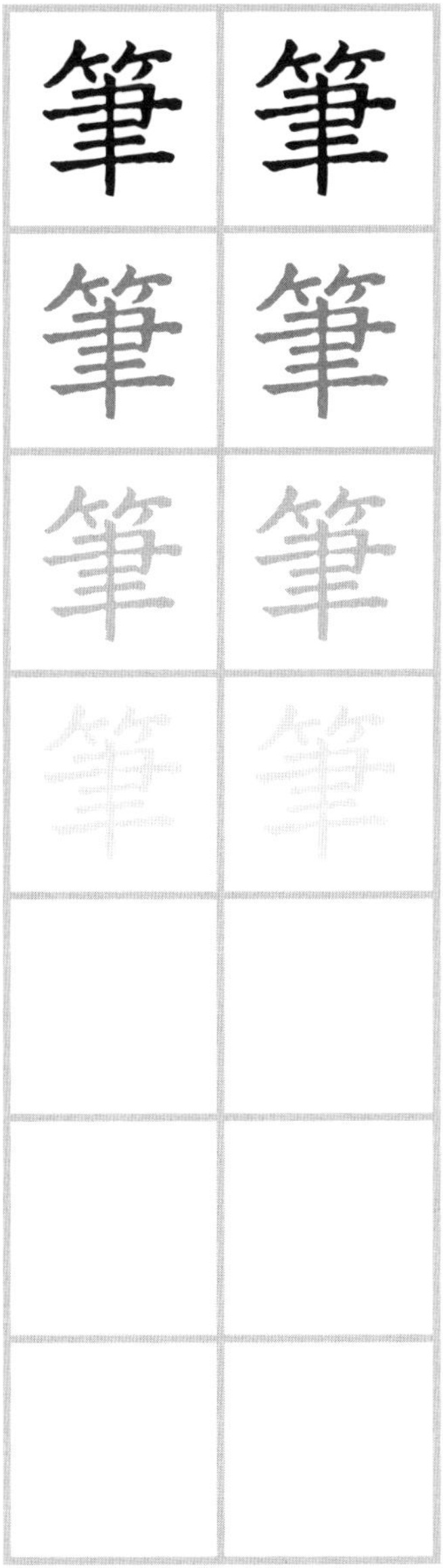

物がつかみづらくなる 予防改善例文

筆筆筆

筆が立つ

筆が立つ

筆舌に尽くし難い

筆舌に尽くし難い

弘法筆を選ばず

弘法筆を選ばず

認知症文字トレ診断 ⑭

Q 下のマスに「**島**」という漢字を
3文字書いてみてください。

□ □ □

あなたの書いた文字で
わかることは → **次のページへ**

「島」の文字診断

非等間隔×接筆や終筆が開く×ハネなし

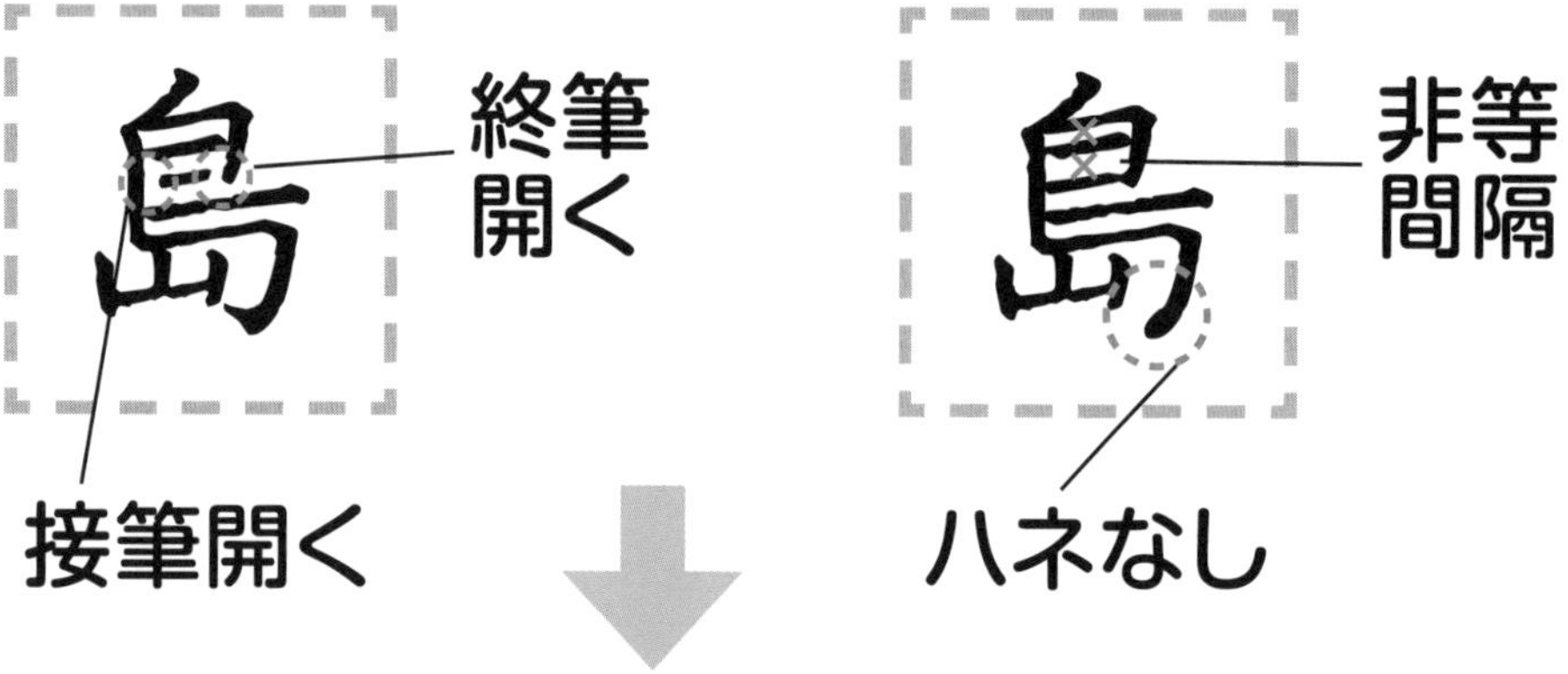

A 何をしようとしていたか忘れる

・認識できないことがあり、不安や焦りなどのプレッシャーを感じている人は、横線と横線のあいだが非等間隔になりがちです。
・物忘れが多い人は、接筆や終筆が空いてしまいがちです。
・優柔不断、優先順位をつけられないといった人には、ハネのない文字を書くケースが見られます。

何をしようとしていたか忘れる 予防改善文字トレ

「島」は横線が多いため、等間隔かどうかがわかりやすい文字です。横線と横線のあいだは等間隔になっていますか？　ハネを強く書くよう心掛けてください。

島

音　トウ
訓　しま

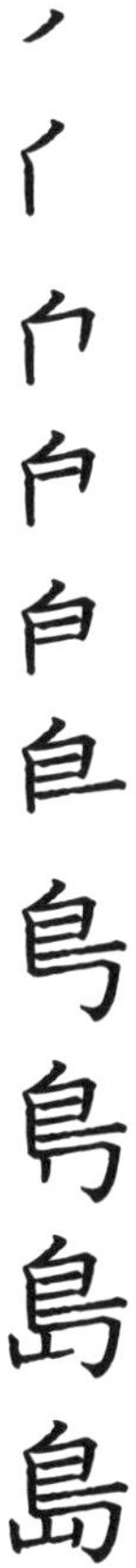

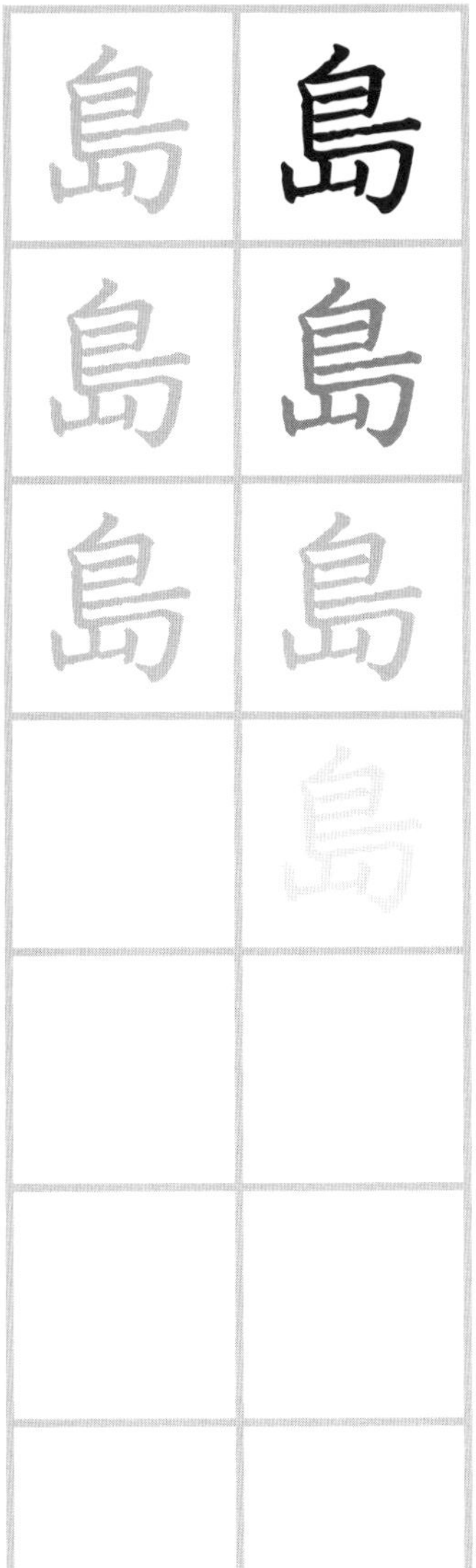

何をしようとしていたか忘れる 予防改善例文

島
島
島

島国根性

島国根性

鹿島立ち

鹿島立ち

取り付く島もない

取り付く島もない

認知症文字トレ診断 ⑮

Q 下のマスに「**観**」という漢字を3文字書いてみてください。

□ □ □

あなたの書いた文字でわかることは → **次のページへ**

「観」の文字診断

左払い短い×非等間隔×下の接筆や終筆が開く

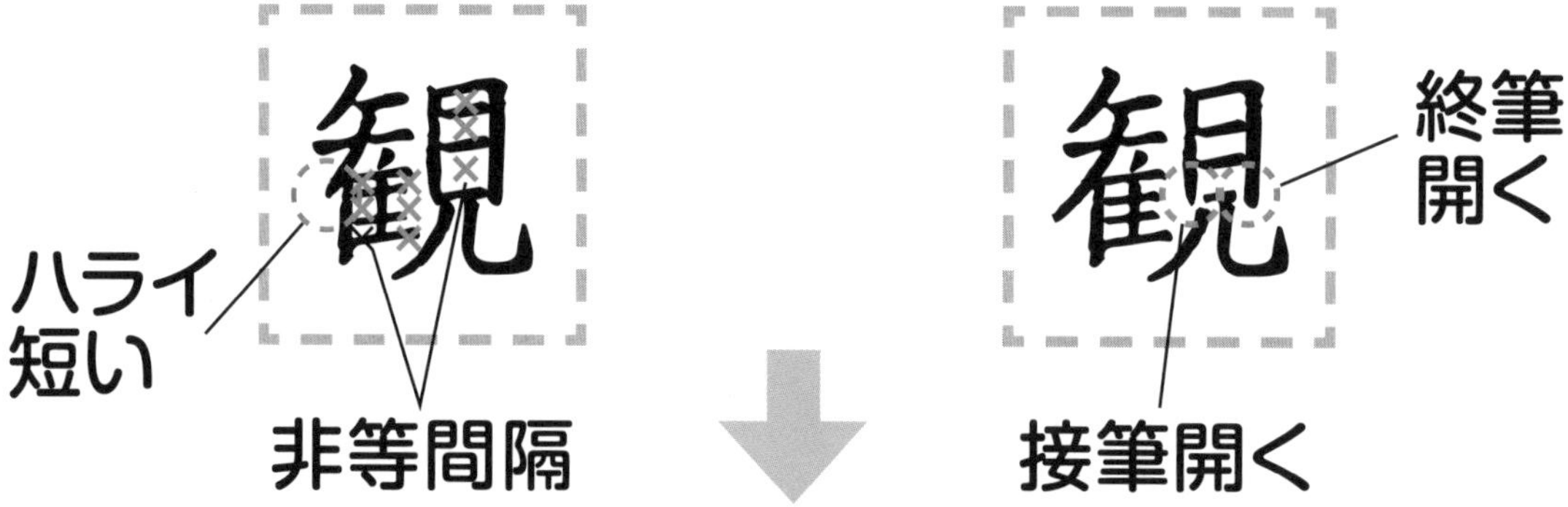

A 友人の家を忘れる

・環境に適応できないと戸惑いを覚えている人の文字は左払いが短くなる傾向にあります。
・認識できないことがあり（失認）、不安や焦りなどのプレッシャーを感じている人は、横線と横線のあいだが非等間隔になりがちです。
・物忘れが多い人は、下の接筆や終筆が開きがちです。

友人の家を忘れる

予防改善文字トレ

ゆっくり丁寧に左払いを長く、等間隔を意識し、縦線もきっちり書きましょう。さらにハライは優しく、ハネはしっかりとハネるように心掛けてください。

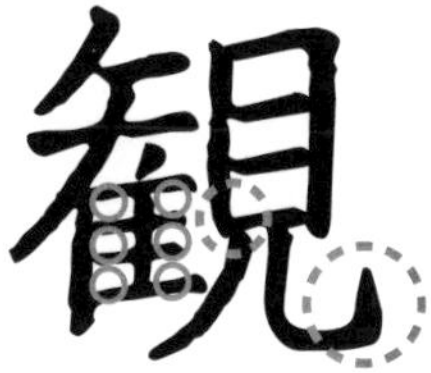

音 カン
訓 み(る)

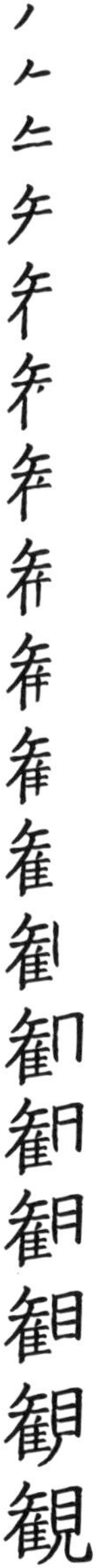

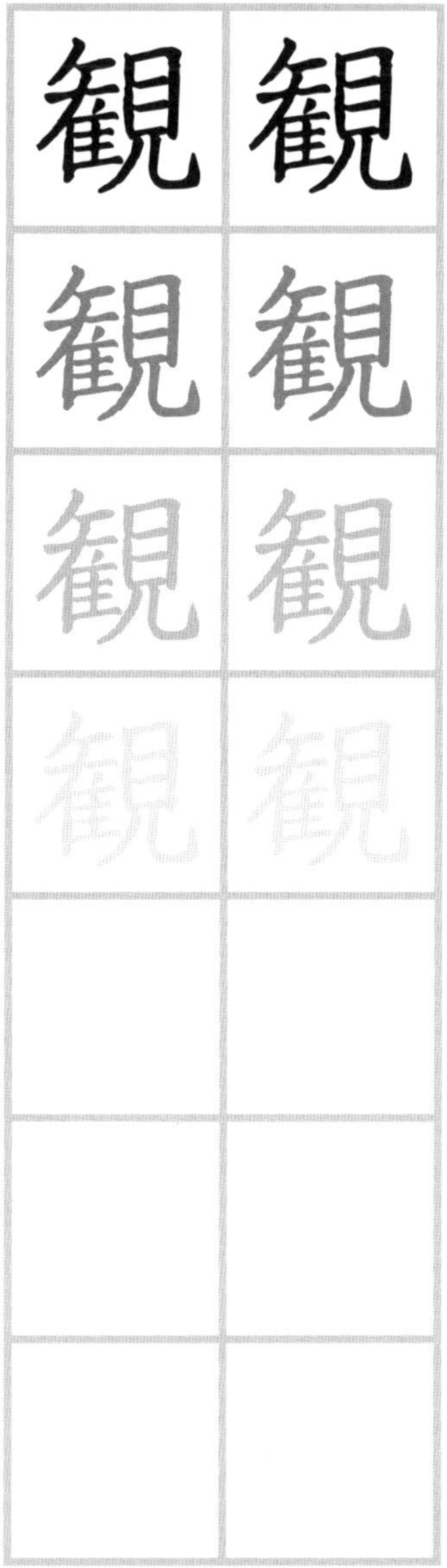

友人の家を忘れる　予防改善例文

観観観

観光立国

観光立国

悲観は気分

悲観は気分

達人は大観す

達人は大観す

認知症の文字トレ診断結果

ひっかかった文字をチェックしましょう。

ひっかかった文字	診断	参照
口 田 島	記憶障害の疑い	P82へ
見 様 誠	見当識障害の疑い	P86へ
中 横 腸	実行機能障害の疑い	P90へ
真 豊 筆	理解・判断力の低下の疑い	P94へ
目 重 観	失認・失語・失行の疑い	P98へ

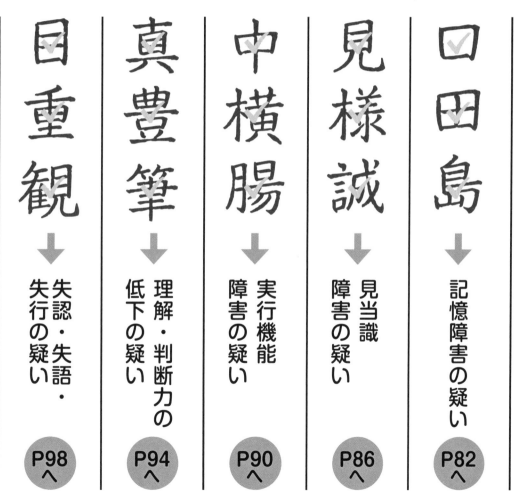

ドクター濱崎のOne Pointアドバイス

これ以外にも、「周辺症状」といわれる症状があります。暴力、暴言、徘徊、不潔行為、不眠、不安、被害妄想、興奮、幻覚、抑うつなどが該当しますが、これらの「周辺症状」を呈するようになると、認知症中等度にあたります。

さらに、進行が進み認知症重度になると、失禁や筋肉がこわばるなどの筋固縮、食べ物を飲み込めないなどの嚥下《えんげ》障害、歩行障害、運動障害が出て、寝たきり状態になるケースも多く見られます。

中等度や重度になると、文字を書くという行為そのものが難しくなってしまいます。ですので、そうなる前に、文字トレを始めることを強くお薦めします。

第3章

さよなら認知症文字トレ 理論&実践

ドクター濱崎の解説

記憶障害について

見当識障害について

実行機能障害について

理解・判断力の低下について

失認・失語・失行について

記憶障害用文字トレ

見当識障害用文字トレ

実行機能障害用文字トレ

理解・判断力の低下用文字トレ

失認・失語・失行用文字トレ

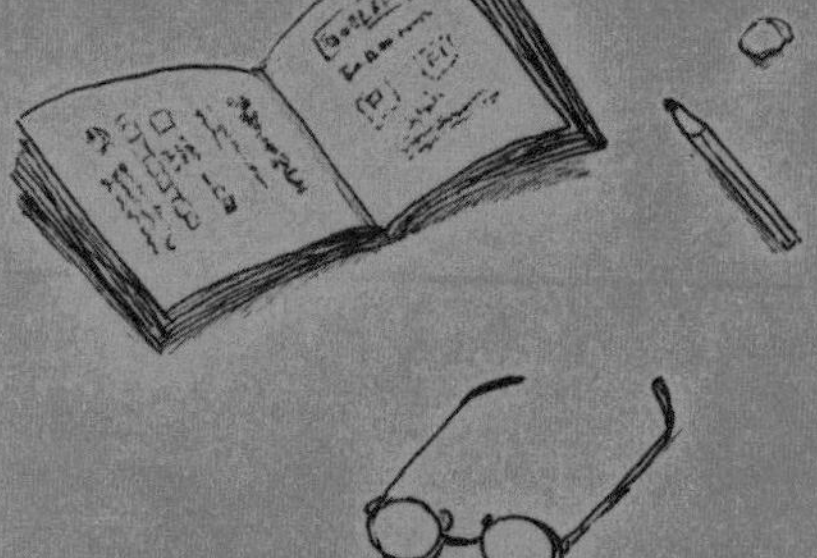

ドクター
濱崎の
解説

記憶障害について

食事をしたばかりなのに、「食事はまだか」と言い出したり、ついさっき話したばかりの人に「久しぶり」と声をかけたり……。

記憶障害になると、新しい出来事を脳に留めておく即時(短期)記憶が難しくなります。

即時記憶障害ともいわれるこの症状は、アルツハイマー型認知症の初期段階でよく見られます。

この段階で「認知症かも」と家族や周囲の人たちが疑うケースが多いようです。記憶障害(物忘れ)が続き、コミュニケーショントラブルが増えると、人は不安になっていきます。不安障害も認知症の周辺症状の一つです。

文字を正しく書けなくなっていることを観点に、物忘れに早期に気づくことができれば、改善する方法はいくらでもあります。

記憶障害は、文字診断、文字トレのなかで、一番重要かつ典型的な中核症状といえます。

文字診断において物忘れが顕著だと診断されたかたは、認知症を発症する前の軽度認知障害であるかどうか、医療機関を受診して、総合的な診断を受けることをお勧めします。

認知症にはタイプがあり、どのタイプかによって治療法が異なります。

また、複数のタイプが複合して症状が出る場合も稀ではありません。

少し専門的な話になりますが、認知症を診断する場合には、長谷川式認知機能スケール（HDS-R）やMini-Mental State Examination（MMSE）、MoCA（Montreal Cognitive Assessment）-J（軽度認知障害を発見するための評価方法）を医療機関で施行することで、記憶障害は容易に発見することができ、自分がどのような認知症であるかの判定にもつながります。

認知機能の低下を主訴に医療機関を受診することに抵抗があるかたが多いかもしれませんが、軽度認知障害・認知症軽度の状態で発見されたほうが、改善の方法について選択肢も多く、改善も十分に期待できます。

つまり、早期発見・早期治療を心掛けることが重要となります。

認知症が進行してから受診をしても、薬物治療により逆に進行したり、十分な効果が得られなかったりすることがあります。

受診を躊躇することのほうが、むしろリスクになるといえるのです。

口・田・島の仲間の例文

日の目を見る
日の目を見る
白羽の矢が立つ
白羽の矢が立つ
汝自身を知れ
汝自身を知れ
信念を曲げない

信念を曲げない
結構毛だらけ
結構毛だらけ
牛も千里馬も千里
牛も千里馬も千里
感動の幕引き
感動の幕引き

ドクター濵﨑の解説

見当識障害について

記憶障害と同様に、認知症の症状として理解されやすい（気づかれやすい）のが見当識障害です。

聞き慣れない言葉ですが、見当識とは時間や場所、対人関係などを把握する能力のことで、幼少期に家庭や学校において通常の教育を受けていれば、この能力は成人では当たり前に獲得し正常に機能しています。

私たちが「今がいつ」で「どこにいる」のかがわかるのは、見当識が正常に機能しているからです。見当識が低下して、自分が置かれている状況を正確に把握しながら行動できなくなる症状を、見当識障害と言います。

見当識障害は、「時間」「場所」「対人関係」の順に現れることが多いとされています。

時間

「今日は何月何日だった？」「自分は何歳かな？」ということから始まり、進行すると次第に昼夜や季節、一日の中での時間帯がわからなくなります。

場所

外出先で自分がどこにいるのかわからなくなり、自宅に帰れなくなったりします。昔の映画やドラマにあった「ここはどこ？　私は誰？」のような症状です。

また、これは慣れ親しんだ環境でも起こりえます。自宅にいてもトイレの場所がわからなくなり、排泄トラブル（トイレ以外で排泄をしてしまう）を起こすこともあります。

対人関係

さらに症状が進むと、人物の認識（人の顔を見分ける）にも異常をきたし、たとえ家族であってもわからなくなる可能性があるのです。孫を自分の子どもの小さいころと認識したり、配偶者を近所の人と認識したりするように。

ただし、相手のことを単なる知り合いか、信頼できる人かどうかを把握する能力は低下しづらいとされています。家族に対する認識が低下するのは、かなり認知症が進行してから出現する症状です。

以上のように、この能力を維持することは、日常生活を送るうえで非常に重要なことになります。

文字トレでピックアップしている文字を書き、練習することは、このような能力を維持することにつながります。

見当識障害用 文字トレ

見・様・誠の仲間の例文

旬な食べ物
旬な食べ物
有言実行
有言実行
気骨のある人
気骨のある人
胸を張って歩く

胸を張って歩く

己に克ち礼に復る

己に克ち礼に復る

松柏之操

松柏之操

日々感謝

日々感謝

第3章

ドクター濵﨑の解説

実行機能障害について

アルツハイマー型認知症をはじめ、脳血管性認知症や前頭側頭型認知症など、多くの認知症の初期症状として現れるのが実行機能障害です。

実行機能障害は、物事を順序よく考えたり、効率的に計画を立てて実行したりする能力が低下した状態です。

そのため、買い物や料理、洗濯物を干す、部屋の整理をしながら掃除をする行為など、複数の行動を計画的に行うことができなくなるのです。

これまで普通にできていたことが自立的にできなくなるために介護者への負担も大きく、社会生活を送るうえでもっとも影響がある症状だとされています。

また、予想外の出来事に対応できないのも、実行機能障害の特徴の一つです。たとえば、買い物に行って目当てのものが売っていないとき、ほかのもので代用することや、ほかの店に行くという選択ができません。

このような実行機能障害への対処法は、できるだけ介護者が付き添い、するべきことを細かく確認したり、メモ書きをしたりすることです。

この能力は、訓練を導入することにより低下しづらい能力の代表例ですから、文字トレをすることで、実行機能障害を改善させることが期待できます。

手書き文字を練習することは、脳の複数の領域（前頭葉、頭頂葉、後頭葉、側頭葉、視床、小脳）を同時に使わなければならない作業であるため、脳の効率良い活性化となります。

認知症の治療法として運動することを推奨していますが、運動が苦手な人は、認知症予防や認知症の治療の一つとして、脳の複数の領域を活性化させる文字トレが、代用方法としてはとても有効となります。

運動と異なる点として、文字トレは一つの事柄に集中する行為といえますから、瞑想と同様の効果も得られるでしょう。

瞑想を行うことで、精神状態の安定も得られやすく、不安障害の改善につながります。文字を穏やかな心で練習することで、認知症で合併しやすい不安障害を避けることができるでしょう。

そう考えると、古来、行われている写経は経験から生まれたことでしょうが、認知症を予防する方法としても役立っていたのではないかと考えられます

実行機能障害用 文字トレ

中・横・腸の仲間の例文

老い木に花咲く
老い木に花咲く
神は細部に宿る
神は細部に宿る
梅に鶯
梅に鶯
珈琲ゼリー

珈琲ゼリー
息を吹き返す
息を吹き返す
心の声を聴く
心の声を聴く
熊野古道を歩く
熊野古道を歩く

ドクター濱﨑の解説

理解・判断力の低下について

いつもオシャレで清潔感あふれる感じの人が、ある日突然、チグハグな格好をしたり、清潔感がなくなったりしたときは、判断力障害の可能性を考えてください。

判断力低下（障害）が現れると、服装のコーディネートのような「AとBを合わせるとどうなるか」や「色の組み合わせ」といった判断ができなくなります。

また、善悪の区別がつかなくなるため、万引きをして警察沙汰になるケースも見られます。家族は驚くばかりですが、本人はお金を払わないのが悪いことだという認識がなくなっているのです。

倫理的な観念の欠如が起きたりしていても、家庭生活のなかでは気づかれないこともあります。

それに加えて、判断力が低下していることから、あいまいな言葉に混乱する傾向があるのも判断力低下（障害）の特徴です。

たとえば「ちょっとだけ待っててください」と言われても、その「ちょっと」が本人には理解できません。

そのため、たった5分待たされただけで「あまりに遅い！」と怒鳴ったり、どこかにいなくなってしまったりすることもあります。

初期症状としてわかりやすいのが、料理の味付けが変わったり（極端に味付けが濃くなったり）、自分で管理していた薬の飲み忘れが多くなったりすることです。症状が進むと、飲み忘れた大量の薬がゴミ箱に捨ててあったりします。これは、取り繕いという症状であり、実は認知機能低下の症状の一つです。

このように、以前はできていたことができなくなると、本人は自信を失い、不安を抱えるようになります（これが、前述の不安障害という周辺症状です）。

そして、怒りっぽくなったり、抑うつ的になったり（落ち込みやすくなる）します。

文字は古くからその人の抱えているものや性格の特徴、こだわりなどを字体に反映させることがわかっています。

石﨑先生の筆跡診断から、その人の特徴を文字で判断し、どのような症状から認知機能低下が起きるかを理解することで、適切な治療へと導くことが可能になるでしょう。

理解・判断力の低下用
文字トレ 真・豊・筆の仲間の例文

正直は一生の宝
正直は一生の宝
賀寿のお祝い
賀寿のお祝い
資質を受け継ぐ
資質を受け継ぐ
雑念を払う

雑念を払う

困難を乗り越える

困難を乗り越える

気の置けない友達

気の置けない友達

志は木の葉に包む

志は木の葉に包む

ドクター濵﨑の解説

失認・失語・失行について

失認

身体的には問題がない一方で、視覚や聴覚、嗅覚、触覚、味覚の五感が正常に働かなくなる状態を「失認」と言います。

正確にものが見えたり、音が聞こえたりしているにもかかわらず、その意味が理解できない状態になるのが失認の特徴です。

具体例としては、以下のようなものが挙げられます。

○トイレとゴミ箱を間違える
○自分のいる場所がわからなくなる
○触られていることはわかっても、それが何かわからない
○楽器（ピアノなど）を見ても何かわからないが音色を聴くと認識できる

ほかにも、自身の身体の半分の空間が認識できない「半側空間無視」も失認の症状です。

空間の半分が認識できないため、食事のときに半分だけ残したり、絵を

描くときに対象物の半分だけを描いたりします。

しかし、これは脳腫瘍や脳卒中後にも見られる症状ですので、症状が出たときは、頭部の検査を受けることをお勧めします。

文字トレで、ヘンとツクリをきちんと書けなかったり、どうしても片方だけしか書けなかったりするときには、この症状が明らかに出現しています。

まずはヘンとツクリを分けて訓練し、合わせたらどのような意味になるか考えながら書かせることが重要です。

失語

介護をしている相手が言葉に詰まったり、介護者が話しかけても困ったような顔をしたりしていることはありませんか。

その場合は、失語の症状が現れていることが考えられます。

口やのど、気管など、言葉を発するのに必要な器官のことを、構音器官といいます。構音器官に異常がないのに言葉を発する言語機能が低下するのが、失語の特徴です。

失語には、相手の言っていることが音として聞こえるのに意味がわからない、自分の言いたいことが言葉としてうまく表現できないなど、さまざまなタイプがあります。

会話のなかで「これ」「それ」「あれ」などの代名詞が多くなったり、相手の言っていることをオウム返しするような症状が見られたりする場合は要注意です。

ただし、同じような症状の「失語症」と混同しないように気をつけてください。失語症は、脳梗塞や脳出血などによって脳の言語機能中枢が損傷し、言語機能に異常をきたす脳の機能障害で、認知症とは異なります。

失語以外に認知症の症状が見られない場合は、失語症の可能性が高いので、早めに専門医に相談しましょう。

文字トレをして文字の意味がわからなかったり、読めなかったりするのがこの症状になります。

語彙《ごい》力が減り始める前に、画数の少ない文字をきちんと書けるまでは、次のレベルの文字の練習は避けるべきです。

脳がエラーを起こすと、保続と言ってエラーを繰り返すようになります。

ゆっくり丁寧に画数の少ない文字を練習することから始めましょう。

失行

失行とは、身体的機能に問題がないにもかかわらず、日常的な動きができなくなる状態のことです。今まで普通にできていた簡単な動作ができなくなります。

次のようなものが例として挙げられます。

○衣服の着脱ができない
○ハサミや箸の使い方がわからない
○鍵穴に鍵が入れられない
○順序がある工程や行動ができない

できないからといって介護者が手伝っていると、さらに何もできなくなってしまいます。ですから、介護者は見守りながら、必要なときだけ手を貸すようにしましょう。

文字トレでは、まず画数の少ない文字から訓練を始め、字体が整うようになってから難度を上げていってください。

国家百年の計

国家百年の計

負けるが勝ち

負けるが勝ち

宵の明星

宵の明星

黄金色の稲穂

黄金色の稲穂

責めを負う

責めを負う

火事場の馬鹿力

火事場の馬鹿力

縁あれば千里

縁あれば千里

さよなら認知症文字トレ練習用マス目

※コピーしてお使いください。

さよなら認知症文字トレ 対談②

石崎白龍×濵崎清利

快適なシニアライフを文字トレで

第4章

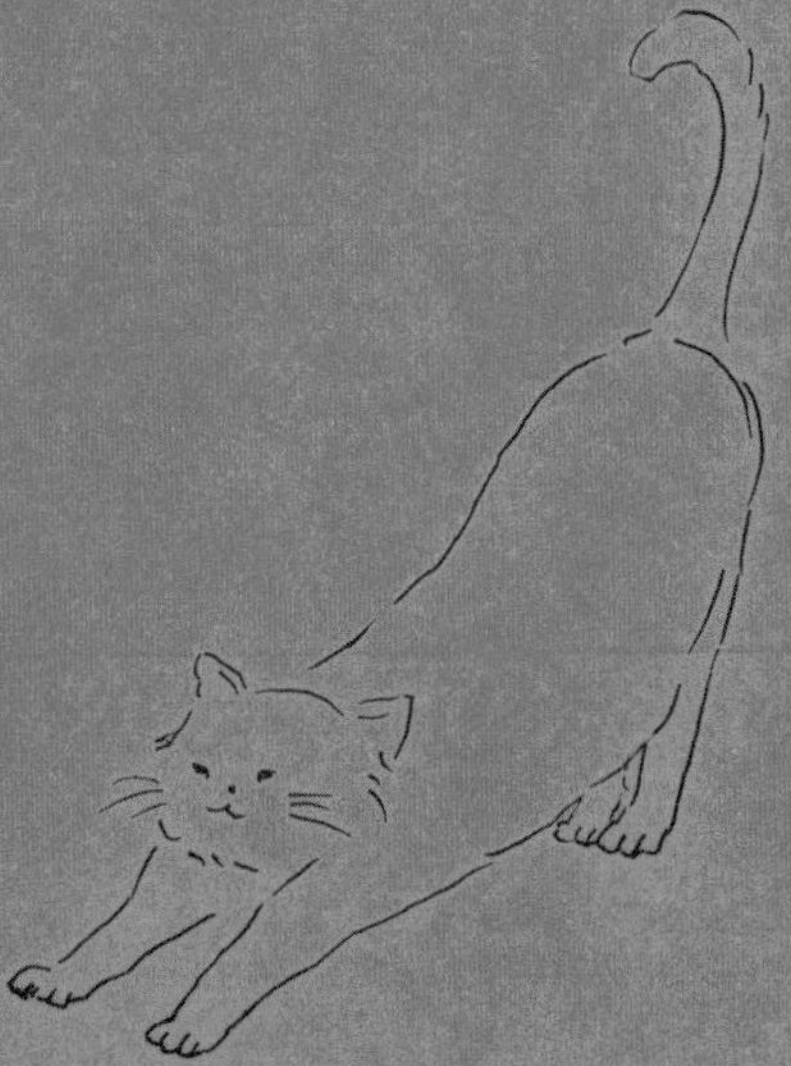

文字に現れるのはバランス感覚

石崎　「紙に文字を書いてください」とお伝えすると、マス目から飛び出すほど大きな文字を書くかたがいます。これも認知症の特徴だといえますか？

濵崎　断言はできません。年齢に関係なく、結婚式の芳名帳などで次に書く人のスペースにまで及ぶほどの大きな字を書く人はいますよね？　ケースバイケースですが、たとえば、書いているうちに文字が次第に小さくなっていくという場合には、パーキンソン病である可能性が高いでしょう。

石崎　なるほど。私は認知症を疑う目安のなかでも、とくに「目」という文字で横線と横線が等間隔になっているのか、「曲」という文字において極端に右上がりになっていないかなどに着目しています。

非等間隔である場合や、文字が水平でない場合も、ご本人はきちんと書いているつもりだと話されることが多々あります。

濵崎　つまり、文字にはバランス感覚が正常に保たれているかどうかということが現れるのです。筆圧の強弱にしても、脳のなかで変電所の役割をしている「視床」というところがきちんと働いていないとバラつきが出ます。脳のなかに流れる電気の強さをうまく配分することができるといったイメージです。ですから、文字を書いたり、絵を描いたりするには、視床を正常に働かせる必要があり、そのためには枠のなかに文字を収めて書く練習や、塗り絵などが効果的なのです。

文字を書くための環境を整える

石崎　きちんと文字を書くためには、環境づくりが大事です。

濵崎　私は認知症の患者さんに対して、体操をする前には「姿勢を整え、動きを正確に」「呼吸を整え、ゆっくりと」とお伝えします。文字を書くときと共通しているのではありませんか？

石崎　そうですね。加えて静かな場所で集中することも大切ですね。

濵崎　集中するというのが大切なところで、たとえば、まっすぐ書くべき線は、まっすぐにと意識をしなければ書けません。

石崎　そうです。まっすぐな線を書き、最後はスゥーッと力を抜くなどというのは至難の業《わざ》です。ただ書くということではとてもできません。トメ、ハネ、ハライについても同様です。

濵崎　トメ、ハネ、ハライを正しく書くためには、脳のなかでブレーキとアクセルを使い分ける必要があります。

石﨑　なるほど。私はあるときから、生徒さんに「かな」を書いていただくようにしました。漢字だけですと、力だけで、しなやかさに欠けるというか、どうしても力の強弱がわかりづらいのです。

濵﨑　大正解だと思います。かなにはカーブがありますが、脳機能が低下してしまうと線をしなやかに描くことができません。しかも、強く書くと脳はエラーを起こして手が震えます。すると文字が震えてしまうのです。

石﨑　筆圧の弱い人が強めることはできるのですが、筆圧の強い人が弱めるためにはトレーニングが必要です。いずれにしても筆圧を確認するのには鉛筆が一番です。読者のみなさんが本書で文字の練習をなさるときにも、筆記具は鉛筆をお勧めします。

薬を使わず文字で心の病を改善する

濵﨑　石﨑さんは文字改善を通して、子どものメンタル面を改善する「文字ドクター」の肩書もおもちですが、お子さんの事例を教えてください。

石﨑　少し前の話になりますが、かなり激しいチック症の男の子がおばあさんと一緒に来られたことがありました。ご両親が離婚したということでしたので、そうしたことが影響しているのかなと思いました。

濱崎　確かに、精神的なストレスがチック症を引き起こす要因の一つだといわれています。

石崎　薬を使用したくないのでどうしたものかと途方に暮れていたところ、おばあさんが口コミで私の存在を知り、文字改善にかけてみようと考えたと話しておられました。

濱崎　なるほど。それで男の子のチック症は「文字トレメソッド」によって治ったのですか？

石崎　ええ。週に1回、教室に来るごとに少しずつ治まっていき、1年後には完治したのです。あのときほど筆跡カウンセラーになってよかったと思ったことはありません。

濱崎　文字トレのもっとも優れている点は、薬を使わずに病状を和らげる、あるいは完治へと導くということだと思います。うつ病やパニック障害も集中して文字を書くことで改善が見込めます。認知行動療法として自分の辛い思いを手書きで書き出させたり、日記を書かせたりすることで、自分の問題点にきちんと対応できるようになることが認められています。向精神薬の副作用で記憶障害があった人も、この方法で記憶障害の改善が見られます。

つまり、手書きは精神安定の効果があることが科学的にも証明され、治療に利用されているのです。認知症の症状のなかにもうつ状態がありますが、日頃から文字を書くことを習慣化すれば、事前に防ぐことができるのです。

快適なシニアライフを文字トレで

石崎　私は練習時間の目安を15分にしています。

濵崎　いいと思います。短い時間ですが、そのぶん、ぎゅっと集中力を高めて行うというのが理想的ですね。ご自分の生活を顧《かえり》みて、まっすぐな心で文字トレを行うのがいいのです。面倒だと感じたあなたは、実はそれこそが脳の老化の一つであることに気づいてください。そして、自分の将来が明るくなることを願って、だまされたと思って文字トレを行ってみてください。知らないうちに、頭がスッキリしてくる感覚が得られるでしょう。

石崎　静かな場所で息を整え、心を落ち着けて、ゆっくりと文字を書いてください。文字を書くという行為は瞑想に通じていますので自律神経が整うのと同時に、書くことでモヤモヤしていた心模様が晴れるという効果も期待できます。ぜひ、文字トレを実践して、快適なシニアライフを送っていただきたいと思います。

【著者】

石﨑白龍（いしざき・はくりゅう）

筆跡カウンセラー。文字改善指導士。児童筆跡心理研究家。

全日本教育書道連盟理事長。日本筆跡診断士協会理事。

1960年、茨城県生まれ。幼少時代から書道に取り組み、筆跡心理学の草分け的存在である森岡恒舟氏のもと、筆跡診断士の資格を取得。以後、「子どもの書いた文字からその心理状態をいち早くキャッチ」をテーマに、大学、社会福祉協会、教育委員会、家庭教育大会、幼稚園、小学校、中学校にて講演活動を展開し、２万人以上の子どもの字を診るなかで「子どもの文字のお医者さん」「文字ドクター」と称される。一方、大人の字も８万人以上を診るなかで、認知症予防、スポーツ選手や音楽家のメンタルアップなど、文字から指導。茨城県立青少年会館、鹿嶋市教室、鉾田市教室、日本橋教室などで定期的に「筆跡診断セミナー」「筆跡診断士養成コース」「文字改善教室」「書道教室」を行っている。石﨑泉雨名義による著書に『子どもは文字で訴える』（ワニブックス出版サービス）、『わが子の筆跡で「いじめ」が見抜ける〜自信を取り戻させる「文字トレーニング」メソッド』（講談社）がある。

問い合わせ先メールアドレス：cwsbt242@yahoo.co.jp

【監修】

濵﨑清利（はまさき・きよとし）

国家公務員共済組合連合会　新別府病院　脳神経外科医。

日本脳神経外科学会専門医・指導医。

1972年、熊本県生まれ。熊本大学医学部大学院研究科博士課程単位取得満期退学。大学院在学中より多数の病院勤務、脳動脈瘤手術や脳血管バイパス術など300事例以上を執刀。脳神経外科手術の傍ら認知症予防に取り組み、認知症予防外来を所属病院に開設。2021年、アメリカの認知症改善プログラムであるリコード法を学び、日本で５番目のリコード法認定医に。認知症予防に力を注いでおり、薬物に頼らない治療などをテーマに講演活動を展開。武術家（合気柔術、太極拳）としての顔を持ち、「体操（運動）は退化（老化、認知機能低下）を遠ざける」をモットーに「認知症バイバイ体操」を考案。著書に『医師が発見した認知症バイバイ体操』（東邦出版）がある。

企画／構成　丸山あかね
デザイン　坂井栄一（坂井図案室）
イラスト　川原真由美
校正　月岡廣吉郎　安部千鶴子（美笑企画）

編集　苅部達矢（徳間書店）

書くだけで発見・予防・改善！

さよなら認知症文字トレ

第１刷　2021年５月31日
第５刷　2022年10月１日

著　者　石﨑白龍

監　修　濵﨑清利

発行者　小宮英行
発行所　株式会社 徳間書店
〒141-8202 東京都品川区上大崎3-1-1 目黒セントラルスクエア
電話　編集03-5403-4344／販売049-293-5521
振替　00140-0-44392
印刷・製本　図書印刷株式会社

ISBN978-4-19-865278-4